JN301137

うつの正しい治療 間違った治療

専門医が教える予防と対策

定塚 甫

社会批評社

目次

はじめに

「うつ病は心の風邪」という心の専門家からの提言が、いろいろな報道機関から盛んに強調されるようになって久しく日々が過ぎています。

このことは、日本人特有の精神疾患に対する差別や偏見が、一定程度減少するという結果をもたらし、不幸にしてうつ病にかかった人たちは、周りの人たちに気兼ねすることも隠す必要もなく、心療内科や精神科を受診できるという良い状況をつくりだしました。これは、うつ病を病む人たちにとっては、早いうちに専門医療機関を訪れることが出来るようになったということであり、実に感謝すべきことです。

これは、治療を担当する人たちにとっても、今までは「癌の告知」でも行うかのように気遣いながら説明を行っていたのですが、最近では比較的に気遣わずに済むことが出来るようになっています。そして、患者さん自身が、時には前もってネットなどで調べてこられるため、理解されやすくなってきています。これを裏づけるために統計を取ってみましたが、この10年間でうつ病と診断される患者さんが激増していると言っても言いすぎではありません。

　このような状況は、うつ病という疾患がきわめて一般的な疾患であり、誰でもかかりうることが理解されてきたかと思われています。

　しかし、地域の精神医療に貢献されている藤田静代医師（脚注1）が、「医療従事者ほど精神疾患に対する偏見差別意識が著しい」と言われるように、うつ病を「心の風邪」として受けとめることが出来ない医師、特に産業医と言われる医師たち、さらには会社管理者たちが増加しているのも現実的な問題です。


　ところで、米国の医学雑誌では、本邦でＳＳＲＩ（脚注2）が認可された当時、これは10年以上も前になりますが、「米国の医師たちはＳＳＲＩに頼りすぎた。もっと患者の心に目を向けるべきである」という論評が掲載され、うつ病患者にとっては「人生をも変える革命的な薬剤」と言われ、「うつ病と診断されればＳＳＲＩの処方」という決まり文句になっていた時代を、すでに反省するようになっています。

　さらに、この雑誌には「心の病である『うつ病』を先端医療機器で診断・治療することが、かえって、心にアプローチする機会を逸してしまっていた」とも書かれてあります。しかし、このような反省も束の間であり、ＳＳＲＩの処方は一般の内科医へ移ってしまい、専門医と称する医者たちは彼らのアイデンティティを守るため、こともあろうに「電気ケイレン療法（脚注3）」（ＥＣＴ）に治療法を転換していったのです。

「アメリカがクシャミをすれば、日本は風邪を引く」との言い伝えの通り、この療法は本邦でも若い医者の間では、盛んに行われるようになっています。そして、心の病であるはずのうつ病に、心のケアを行う医者さえ激減しているのが現実です。心のケアなど、何年も指導医について学ばなければならないばかりか、自らの心の中まで明らかにする必要のある治療法ですが、これらはもはや、面倒になってしまったということでしょうか。今日、「修得や修行」という言葉も死語となってしまっています。これを如実に表すのが、今日のうつ病への関わり方ではないでしょうか。

しかし、ここで驚いていては、日本では生きていけません。「人間とは、心を持つ存在である」と信じているのは、著者のような古臭い老いた田舎医者だけかもしれません。

それが証拠に、今年初めの国営放送局の番組（ＮＨＫスペシャル）でも、「うつ病は脳の機能障害である」として、「診断には先端医療機器を使い」、「治療にも先端治療機器を使う」のが、「最も新しい医学・医療である」として、人を人として扱わないような番組を流すまでに至っているのです。

国営放送局が、「視聴者を人間として見ない番組」を制作するのには、これすなわち国家・

政府が、もとより「庶民は人間ではない」と考えているのでしょうから、実によく納得できるのです。国営放送局が、「うつ病になる人間なんかは、自転車を直すより簡単で頭に磁気を通してやれば、すぐに治る単純な生きものである」というキャンペーンをしても、不思議なことではないでしょう。税金を使って「うつ病診断器」や「うつ病治療器」を作ることも、理にかなうことではないでしょうか。国営放送局は、立派に政府の言い難いことを代弁しているのです。

この状況の中、爆発的に増加する日本のうつ病患者への取り組みに関しては、一方では行政が建前上、「自殺防止」を強調するだけであり、他方では精神療法・心理療法の存在や必要性さえ知らない無知な医師が次々と誕生し、SSRIの処方やECTの施行に専念しているのが現実になってしまっています。

ここで、当然一つの疑問が出てきます。「果たして日本では、うつ病患者をちゃんとした人間として診て、ちゃんとした治療ができるのか」ということです。残念なことに、一般の人たちの間では、〝善悪の区別のつかない〟状態に陥っておられる精神障害者の人たちと、ちゃんと〝善悪の区別のつく〟うつ病の人たちとの違いを理解している人は、未だに少ないようです。また、ストレスによる身体疾患である、胃潰瘍・十二指腸潰瘍・狭心症・心筋梗塞などの心身症と精神障害との違いも、十分には理解されていないようです。

不思議なことに、このような傾向は、知的に高度な教育を受けた人ほど著しいという矛盾となって現れているようです。藤田医師の主張が、さらに現実味を帯びてきているのではないでしょうか。要するに日本は、政府を先頭にして精神障害対策に関しては、まったくの発達途上国であるといえましょう。

このような点を十分に理解した上で、私が地域医療で日常的に経験したケースを紹介する中で、本邦の「うつ病対策」を少しでも改善できればと願いつつ、筆を執った次第です。

著者は、「人間は脳の電気機能で動いている」という、政府・国営放送局とは異なった人間学的な立場から、「人間としてのうつ病対策」に取り組んできましたし、これからも同じように取り組んでいくつもりでおります。

（脚注1　元名古屋大学講師を経て、豊橋市民病院副院長・神経科部長兼任フジタ神経科開業。精神疾患の地域医療に貢献。精神科医・医療従事者が最も精神疾患への偏見差別が著しいところに着目。この是正に貢献。）

（脚注2　Serotonin Selective Reuptake Inhibitor［選択的セロトニン再取り込み阻害薬］の略であり、うつ病はもとより他のいくつかの精神神経疾患にも効果があり、副作用・毒性の少ないことにより、欧米では三・四環系抗うつ薬に取って代わった薬剤である。）

（脚注3　電気ケイレン療法［ＥＣＴ］とは、従来は「電気ショック療法」［ＥＳＴ］と呼ばれ、１００ボルト〜１３０ボルトの電流を額に当てた二つの電極から通電する治療法であり、あまりにも非人間的であるとして、いかなる抗うつ剤でも無効の患者にのみ施行が許されていた治療法である。なぜなら、このＥＳＴで行われる患者は、麻酔をかけられ、額に通電されると同時に全身の筋肉が硬直し、その後、ケイレンを繰り返すのである。その間、全身の「穴」から、出るだけの物が排出される。涙、青バナ、吐物、糞尿などを排出し垂れ流すため、一度見たら忘れることが出来ない光景となる。

なお、このＥＣＴ［電気ケイレン療法］とは、もとをただせば電気ショック療法［ＥＳＴ］と命名され、精神・神経に有効な薬剤のなかった時代に発案された技法である。当初は、特に統合失調症などの精神疾患に行われていた。しかし、向精神薬の発見に伴い、使用目的が変遷し、精神病院職員が精神病者の上に君臨するための道具として使われるようになった。１９６０年代から70年代にかけては、患者への脅迫や罰則のために、麻酔を行わないで施行されていたため、患者にとっては「恐怖の道具」として受けとめられていた。今日まで難治性うつ病にのみ施行を許されてきたが、実際の有効性については、未だ疑問の多い療法である。）

著者

第1章
うつ病とはどのような病気か？
——キミの周りにこんな症状の「うつ」の人はいないか？

原因と症状

「うつ病」とは、憂うつになる病気、あるいは病態を言います。しかし、うつ病と一言で言っても、さまざまな「病気の状態」(病態という)があるだけではなく、さまざまな「あり方」(病層という)があり、また、うつ病をうつ病として受けとめる人たちの側にもさまざまな形態があるように思えます。

これは、医学的にも一つの疾患として定義することが大変困難であり、まず、多種多様な「病気の状態」であることを理解して頂きたいのです。

医学の世界では、ほとんどの場合は不詳とされて表へ出すことを避けられていますが、現実には「はじめに」で紹介したように研究者の間では、すでに「うつ病とは『脳の機能障害』である」と考えられているようです。

しかし、著者のように、現場で多くの患者と付き合いをしている医者にとっては、とても「あなたは、脳の機能障害に陥っています。ですから、電気を通しましょう」と言える患者は、1人もいません。一番良く知られた「うつ病」では、まず挙げられるのが心身の疲弊と言えましょう。

うつ病というのは、古来、「気うつ」と呼ばれてきた病態と同じと思われます。まず、どの患者にも見られるのが、具体的な原因はともあれ、「エネルギーの消耗」です。人間は、前頭葉が最も発達していると言われていますが、この部分を司るのが感情・思考・知性などの人間の精神的な高次機能です。そしてここでは、「周囲への配慮⇅周囲への依存」、「人恋しさ⇅人に対しての防衛」などの相反する気持ちが働くため、心身とも疲弊を生むようです。

そして、ストレスにも、人を活性化する良いストレス（ユーストレス）⇅疲弊させるストレス（ディストレス）とあり、どちらに傾くかにより生き生きとなったり、疲弊状態になったりします。このような、相反する気持ちをアンビバレンスと言いますが、人間であれば生涯、これを持ち続けるのでしょう。

基本的なうつ病（日本人のうつ病）

本来、日本人のうつ病は、後に浅はかな米国一流主義の人たちによる米国式診断基準の表層的な導入により、「従来型うつ病」として過去の産物に追いやられたうつ病のことを言います。

これに加え、政府の「自殺予防対策」なるものが出されて以来、今日ではこの従来型うつ病に陥る人たちを「劣った人格」の人として、差別化する講演が各地で行われています。その点も含めて、いわゆる「従来型うつ病」から紹介致しましょう。もちろん、医療現場では決して「従来型」と呼ぶほど過去の病態あるいは少数派ではありません。

総じて日本人には、「他人との争いごとを好まない、仕事熱心、周りからの評価を気にする、几帳面、周りへの配慮を怠らない、物事を頼まれたら常に引き受ける、組織の秩序を守る」という性格傾向があり、これが美徳とされてきました。

このような性格傾向の強い人たちは、自分のいるところでの生活を最も大事にするために、まずは「秩序」を守ることに専念します。もし、周囲の人たちと自分の意見が違い、争いごとになることが予測されれば、自分の方から意見を取り下げることにより争いを避けます。周りの人たちにとって、お節介となるかもしれないからと好んで世話をすることはありませんが、他人から何かを頼まれると、「イヤです」とか「NO!」と答えることはありません。

秩序ある平和を最も重んじるため、必ず引き受けてしまいます。「自分が引き受ければ、周りの人たちも安寧《あんねい》に過ごせるから」との考えから、断るようなことをしないのです。秩序ある平和を優先するからです。

例えば、職場においても、同僚や上司から「イヤな仕事であっても」「時間がかかりそうな仕事であっても」頼まれれば、イヤとは言いません。気持ち良く引き受け、どれだけ困難な仕事であっても、どれだけ遅くなっても、必ず仕上げるために熱心に働くのです。ちょうど今日の、定時が来たら仕事の途中であっても放り出して帰ってしまったり、例え残業を行ってもただ、会社に残ったりして残業代を稼ぐだけの人たちとは、まったく反対の生き方をする人たちなのです。

常日頃から、このような人たちは、周りの人たちとの融和を大事にしてきているため、どんな争いごともない平和な居場所づくりに勤しんでいます。周囲からは、「仕事熱心」「どんなイヤな仕事を頼んでも断らない」と評価の高い人たちです。上司からも例外なく、高く評価されていることが多いのです。

そのため、転勤や昇進の機会が多くなり、所属部署の変化が多いのも特徴となってしまうのです。しかし、突然の居場所の変化にも、いかなる努力も惜しむことはありません。これらの人たちにとっては、転勤も昇進も同じ「秩序の変化」なのです。そして、新しい所属部署に転勤したり昇進したりすると、まずは、その部署の秩序の平穏化に最大の気配りをします。こうして、仕事は今まで以上に熱心に行い、新しい職場での評価を高めることに専念するのです。新しい職場であれば、前の職場とはまったく環境も異なり、人間関係にあっては、まったく未知と言っても言い過ぎではないでしょう。そのような中に入って、人と人との争いごとを鎮め、

「全てが自分の責任である」と秩序を守るのです。

しかし、人間の持つエネルギーには、必ず限界があるはずです。このような人たちが、新たな職責についたり、昇進したり、転任したあと、彼らの努力のエネルギーがもつのは、せいぜい半年でありましょう。もっとも、彼らの努力をもってすれば、半年もあれば容易に新しい職責に慣れることも出来ますし、職場環境に慣れることも出来るのです。

しかし、この半年目頃には、「やっとこの職場に慣れることが出来た」「やっとこの職責に慣れてきた」「やっとここの職種に慣れてきた」という気持ちになり、過度になっていた緊張感が緩み始めるのです。いわば、半年間の疲れがどっと出てくるのです。

「疲れているはずなのに、眠られない。眠ろうとしても、職場のことばかりが脳裏をかすめるため、寝つけない。一旦眠っても、突然、夜中に目が覚めてしまう。眠れなかったためか、朝になっても食欲もなく、会社へ足が向かない。背中に鉛を背負ったようだ。何もする気が出てこない。自分が出社しなければ、周囲の皆が困ることはわかっていても、まったく仕事に行く気力も出てこない。肩が凝って仕方ないし、気分は憂うつになってくる。会社へも出て行けない自分であれば、いっそのこと、この世から姿を消した方が会社でも喜ばれるかもしれない。仕事の出来ない自分なんて、いない方が良いに決まっている」

このような性格の人たちが、このようにしてうつ病になっていくのです。

この性格の日本人について、ドイツの精神病理学者であるテレンバッハが、「メランコリー親和型性格」と命名しました。そして、メランコリー親和型性格の人がうつ病になると、「メランコリー親和型うつ病」と診断されてきました。これが、いわゆる「従来型うつ病」であり、メランコリー親和型性格の人たちが、不幸にしてうつ病に至るまでの基本的な流れなのです。これまでの、うつ病と診断された人たちのほとんどが、このような流れを経てうつ病へと進行していっていたのです（参考文献2）。

うつ病にかかるのは模範的社員

この傾向は、米国のほとんどの精神科医が、「最大公約数」として認めるに至った診断基準である「DSM－Ⅲ」が完成し、日本に紹介されるまで続いたのです（DSMというのは、「精神障害の診断・統計マニュアル」の略で、米国で初めて全米の精神科医の同意の得られた診断基準であり、その特徴としては従来のような症状だけから疾患を診断するのではなく、性格、社会的な生い立ち、身体の状況など、さまざまな点から多角的に診た上で診断を行うという画期的な診断マニュアルであった。これが何度か再検討され、今日のＤＳＭ―Ⅳ―ＴＲ［『精神疾患の分類と診断の手引』医学書院刊・２００２年　参考文献１］となった）。

このＤＳＭ―Ⅲが日本に紹介されるまでは、テレンバッハの提唱した「メランコリー親和型性格」は、ある意味では、日本人の美徳である代表的性格として捉えられてきたのです（参考文献３・６）。それゆえに、「うつ病にかかってまで職場に貢献し、職場を平和にし、生産性を向上させ、さらには、日本の生産性を向上させる模範的日本人の性格である」として、うつ病にかかった人は、ある種の高い評価を得てきたのでした。もちろん、彼らの職場復帰にあたっては、「うつ病という病にかかってまでも会社に貢献した、模範的社員」として迎えられていたのです。

しかし、このような日本の傾向は、米国におけるＤＳＭ―Ⅲという「診断基準」の出版と積極的な日本への紹介に伴って、以下に示すように、まったく表層的な理解をしてしまい、一転して、〝米国流〟に右習えとなってしまい、このときからうつ病は「心の病」として扱われなくなってしまったのです。しかし、米国本国では、依然としてしかるべき「心の病」として扱われています（米国うつ病研究会規定より）。

英語に弱い日本人は、この米国の診断基準の本質的な真意を理解することができず、どの精神疾患をも「症状学」を基礎とした、非人間的な「病気」として変身させていったのです（症状学というのは、客観的に観られる症状のみによって診断を下すための根拠を求めるものです)。

まさに、米国の全人的医療の立場に立った診断基準の一部を拝借し、日本全国に誤った疾病理解を行う始まりであったのです。日本人独特の、米国の表層だけを拝借する歴史の始まりであり、それが今日まで延々と受け継がれています。

ちょうど、日本の若き精神科医たちが、「心の病気を心の病理や社会の病理、身体の病理を長年かけて修得しない限り、精神医学を理解したことにはならない。これを理解した上で、然るべき精神療法を行うことが可能となる」という先輩諸氏の考え方にうんざりし、「医師免許取得すなわち1人前の医師」「研修医を終えると同時に専門医」として評価されることを期待していた時期と一致するのです。

米国流うつ病の診断基準

その結果、本邦では、最近の診断傾向として症状別の診断基準、すなわち米国のDSM—Ⅳ—TRの第1軸でのみ診断を下すことが当たり前となってしまったのです。実に日本人らしい米国のもの真似です。

本来、ＤＳＭ―Ⅳ―ＴＲという診断マニュアル（参考文献１）では、第１軸が症状による分類、第２軸が性格や人格による分類、第３軸が身体的な分類……などと、第５軸まで分類を行った上で治療に入るとされているのです。この診断基準の症状別の分類が第１軸であり、これだけでの分類が最も簡便で、精神科医と称する医師たちは座ったままで薬を処方するか、その他の治療を行うかを決めるだけで事足りると考えたため、これだけを使用する結果となってしまったようです。

この傾向が現実の社会にマッチしているかどうかは別にしまして、ほとんどの精神科医は、この診断方式を利用していますので、一応、基本的な知識として紹介しておきましょう。

以下に記されているのが、米国の診断基準の第１軸であり、日本のうつ病診断基準となっています（第１軸だけでは、よほどの専門家であっても理解しがたい部分もあると思われますが、怠惰な医者には、この一部だけで十分なのでしょう。精神療法や心理療法などを行う必要を感じさせない診断が可能となるからです。余談ですが、第１軸だけでの診断を試みると、アル中の幻覚と統合失調症の幻覚との区別がつかなくなります。その結果、幻覚を認める疾患は、まったく同一の治療になってしまいます）。

第１軸では、大きく分けてうつ病、うつ状態を示す疾患と、以下の二つがあります。一つは「大うつ病」、もう一つが「他に、うつ状態を示す状態」です。以下、原本のまま紹介致しましょう（「ＤＳＭ―Ⅳ―ＴＲ」のうつ状態を示す疾患の第1軸より）。

Ⅰ、大うつ病エピソード

（脚注　メジャー・デプレッションを翻訳した診断名である。「大うつ病エピソード」というのは、決して大うつ病と小うつ病に分けられた診断名ではなく、「メジャーなうつ病」という米国では、「一般的なうつ病」という意味で命名された診断名です。それを日本の某大学教授たちが、マイナーに対するメジャーであると考え、「Major Depression」を「大うつ病」なる診断名として翻訳（誤訳）し、教科書を作成している出版社は、これを検討もせずに出版してしまった結果、この「大」となったのです。さらに、「エピソード」に当てはまる日本語が見つからなかった翻訳者は、そのまま日本的に「エピソード」としてしまったのですが、米国では「体験」という意味があり、「通常のうつ病体験」と翻訳すべきものです。）

以下の症状のうち五つ（またはそれ以上）が同じ2週間の間に存在し、病前の機能からの変化を起こしている。これらの症状のうち少なくとも一つは、①抑うつ気分または②興味または喜びの喪失である。

注　明らかに、一般身体疾患、または気分に一致しない妄想または幻覚による症状は含まない。

1、その人自身の言明（例　悲しみまたは、空虚感を感じる）か、他者の観察（例　涙を流していているように見える）によって示される、ほとんど1日中、ほとんど毎日の抑うつ気分。

注　小児や青年ではいらだたしい気分もありうる。

2、ほとんど1日中、ほとんど毎日の、すべて、またはほとんどすべての活動における興味、喜びの著しい減退（その人の言明、または他者の観察によって示される）。

3、食事療法をしていないのに、著しい体重減少、あるいは体重増加（例　1カ月で体重の5％以上の変化）、またはほとんど毎日の、食欲の減退または増加。

注　小児の場合、期待される体重増加が見られないことも考慮せよ。

4、ほとんど毎日の不眠または睡眠過多。

5、ほとんど毎日の精神運動性の焦燥または制止（他者によって観察可能で、ただ単に落ち着きがないとか、のろくなったという主観的感覚ではないもの）。

6、ほとんど毎日の易疲労性、または気力の減退。

7、ほとんど毎日の無価値観、または過剰であるか不適切な罪責感（妄想的であることもある。単に自分をとがめたり、病気になったことに対する罪の意識ではない）。

8、思考力や集中力の減退、または決断困難がほとんど毎日認められる（その人自身の言明による、または、他者によって観察される）。

9、死についての反復思考（死の恐怖だけではない）、特別な計画はないが反復的な自殺念慮、自殺企図、または自殺するためのはっきりとした計画。

症状は混合性エピソードの基準を満たさない。

症状は、臨床的に著しい苦痛、または、社会的、職業的、または他の重要な領域における機能の障害を引き起こしている。

症状は、物質（例　乱用薬物、投薬……アルコール、覚せい剤、シンナーなど）の直接的な生理学的作用、または一般身体疾患（例　甲状腺機能低下症……この疾患は、意欲・集中力が減退し、外出さえもしたくなくなる身体病であり、他には、癌なども含まれる）によるものではない。

症状は死別反応ではうまく説明されない。すなわち、愛する者を失った後、症状が2カ月を超えて続くか、または、著明な機能不全、無価値観への病的なとらわれ、自殺念慮、精神病性の症状、精神運動抑止があることで特徴づけられる（脚注　強迫性障害、自殺したいという気持ち、精神錯乱など、思考がまったく止まってしまった状態）。

Ⅱ、他に、うつ状態を示す状態

他に、うつ状態をしめすには、次のような性質のものがある。うつ状態を呈するからといって、うつ病であるとは限らない。

（脚注　次のような状態は、うつ病としては診断されません。）

・一過性の心理的なストレスに起因するもの（心因性のうつ、適応障害、急性ストレス障害、心的外傷後ストレス障害（ＰＴＳＤ）など）

・パニック障害など、他の疾患の症状としてのもの

・季節や生体リズムなど、身体の内部の変調によって生じるもの（双極性障害）

こうしたさまざまなうつ状態のうち、臨床場面でうつ病として扱われるのはＤＳＭの診断基準に従って、「死別反応以外のもので、2週間以上にわたり毎日続き、生活の機能障害を呈している」という、ある程度の重症度を呈するものです。

問題なのは、この精神医学の専門医でさえも理解に苦しむ翻訳本が、日本中の精神疾患の臨床診断マニュアルとして使用されているのです。英語を知らない、肩書きだけで翻訳を請け負った恥ずべき診断マニュアルです。もちろん、著者のように現場で即診断を必要とする臨床医にとっては、何の役にも立たない診断マニュアルです。必要なときには、英語の原本を読むほうがよほど理解しやすいのです。

さまざまな「うつ」

現実社会にあって、このような症状を基準にした診断法は、一応の了解、あるいは理解可能であるかもしれません。しかし、もう少しわかりやすくするため、著者なりの説明を加えてみることに致しましょう。

①心因性のうつ

職場や日常生活の中で仕事の失敗を指摘されたり、注意を受けたり、また、失恋、借金、スピード違反などで、「取り返しのつかないことを行ってしまった」と気が重くなり、「もう少し慎重になれば良かった」と考え、一時的に「落ち込む」状態などのことを言います。これがうつ病に発展するか、そのまま忘れ去られていくかは、個人の性格傾向によることが多いのです。こだわりの強い人では、うつ病に陥ることもあり得ます（「参考文献7」では、「過去へのこだわり」を「うつ」の特徴としている）。

②適応障害

何らかのストレスにより、日常生活や社会生活（仕事・就学など）が出来なくなることを言います。これらのストレスは、生死に関わるような強大なものに限られず、夫婦関係のトラブル（ドメスティック・ヴァイオレンスのような）、職場の上司・同僚とのトラブルなどが、要因となることが多いようです。それゆえ、本人の治療にとどまらず、周囲への働きかけも必要なことが稀ならず必要となります。

症状としては、不安、抑うつ、焦燥、過敏や、時に混乱や情緒不安定などの精神的症状、不眠、食欲不振、全身倦怠、易疲労感、胃炎、頭痛や吐き気・嘔吐などの身体症状がみられることもあります。特に、身体症状のみを呈する場合、身体疾患として扱われ、身体各科を転々とし、慢性化寸前に精神医学の専門医を訪れることが多いのも特徴的です。身体各部の検査などでの確認が出来ないため、長期化し、本格的なうつ病へ発展して初めて、精神疾患として診断されることも多いのです。

③急性ストレス障害

心的外傷後ストレス障害（ＰＴＳＤ）と似たような症状を起こすのですが、主に生死に関わるような要因でトラウマ（心的外傷）を経験した後、これによる神経症の症状が数時間、数日から4週間以内に自然治癒する一過性の障害であることが条件になります。これが、一過性にうつ症状を呈することがあります。安易にうつ病と診断され、多くの薬剤を処方され、かえって、医原性の疾患へと発展することもありえます（医原性とは、医療側が作り上げた病気のことを言います）。

④心的外傷後ストレス障害（通称PTSD　Post-traumatic stress disorder）

心に加えられた衝撃的な傷が元となり、後になってさまざまなストレス障害を引き起こす疾患のことです。心の傷は、心的外傷またはトラウマ（本来は単に「外傷」という意味だが、日本では心の外傷として使用されている和式英語）と呼ばれます。トラウマには事故・災害時の急性トラウマと、児童虐待など繰り返し加害される慢性の心理的外傷があります。よって心的外傷後ストレス障害は、地震、洪水、火事のような災害、または事故、戦争といった人災やテロ、監禁、虐待、強姦といった犯罪など、多様な原因によって生じうるものです。心的外傷の種類、重大さや、これを受けた本人の人格の成長度合いによっては、うつ病と同様の状態へと進展することがあり、同時に、遷延化の可能性も十分あり得ます。

＊「死別反応」としての「うつ」

通常、ＰＴＳＤとして診断され（個人によって異なるが）、長期にわたるうつ病へと移行していく人たちが多く見られます。しかし、今日では、症状のみによる診断が一般的な傾向となっているので、この反応はうつ病とは別の疾患として診断・治療されているようです。しかしながら、本邦に限って観察してみますと、「後追い」とみられる死亡率が高いのも統計的に明らかになっています。さらに、海外でも同様な現象が起きているということです。

その一例として、豪州の医師バルトロープの報告による、「親近者との死別後の悪性腫瘍による死亡率の高さ」が、これを証明していると言います。彼の報告によれば、「親近者の死亡↓免疫系統の低下↓悪性腫瘍への抵抗性の低下」として、この現象を明らかにしています。また、著者の研究によれば、ビンスワンガーの心身症理論より、「親近者の死亡↓うつ↓ナチュラルキラー細胞活性の低下↓悪性腫瘍の発生」あるいは、「親近者の死亡↓ナチュラルキラー細胞活性の低下↓悪性腫瘍↓うつ↓自殺」として定義されるため、「親近者との死別」は、確実に「うつ」へと結びついていると考えられますので、「死別反応」はうつ病とは、切っても切れない関係にあると推測されます（定塚甫著『精神神経免疫病理学と現存在分析』総合医学社参照）。

⑤パニック障害

突然生じる「パニック発作」によって始まります。続いてその発作が再発するのではないかと恐れる「予期不安」と、それに伴う症状の慢性化が生じていきます。さらに、長期化するにつれて症状が生じたときに逃れられない場面を回避して、生活範囲を限定する「広場恐怖症」が生じてくるのです（翻訳の誤りと思われますが、この「広場」というのはただの「広場」ではなく、緊迫感を感じる飛行機・新幹線・特急電車・高速道路・重要会議など、容易に自由になれない場所・閉所に置かれることに恐怖を感じることです）。

歴史的な記載は古く、イヌイットが氷山に囲まれた海へ狩猟に出かけたときに、突然、動悸・胸部苦悶・呼吸困難などを伴う、いわゆるパニック発作を起こしたと記載された記録に始まります。

パニック障害患者の多くは、日常生活にストレスを溜め込みやすい環境で暮らしている人がなりやすく、発作は、満員電車などの人が混雑している閉鎖的で狭い空間、車道や広場などを歩行中に突然、強いストレスを覚え、動悸、息切れ、めまいなどの自律神経症状と空間認知（空間等の情報を収集する力）による強い不安感に襲われます。症状や度合は、患者によってさまざまですが軽度と重度症状があります。しかし軽・重度患者ともに発作が現れるときに感じる心理的（空間認知など）印象としては、同じような傾向が見られ、漠然とした不安と空間の圧迫感や動悸、呼吸困難等でパニックに陥り、「倒れて死ぬのではないか？」などの恐怖感を覚える人は少なくないのです。

先に挙げた自律神経症状以外にも手足のしびれやけいれん、吐き気、胸部圧迫のような息苦しさなどがあります。患者は、これらの症状に非常に困惑し、回避しようと行動に移そうとしますが、かえって逆効果となりその場から動くことができず、うずくまったまま救急搬送・受診をすることも多いのです。しかも、これらの症状は、特別な処置がなくともしばらく安静に過ごしていれば、多くは1時間以内に、長くとも数時間のうちに回復するのが一般的です。これが「パニック発作」です。

精神的な症状でなく、体が思う通りに動けない状態になることがあります。これはイップスと言い、スポーツ選手に発生しやすい症状です。患者は、パニック発作に非常に強烈な恐怖を感じるのです。このため、発作が発生した場面を非常に恐れ、またあの恐ろしい発作が起きるのではないかと、不安を募らせていきます。これを「予期不安」というのです。そして、患者は神経質となり、いつも身体の状態を観察するようになります。そして、持続的に自律神経症状が生じることとなり、パニック発作が繰り返し生じるようになっていくのです。

パニック発作の反復とともに、患者は発作が起きた場合にその場から逃れられないと思われる状況を回避するようになっていきます。回避される状況としては、先に紹介したように電車や飛行機、歯科、理・美容室、レジを待っているとき、道路の渋滞など、一定時間特定の場所に拘束されてしまう環境や、ショッピングモールなど人込みの中などがあります（他にも、人によって「広場恐怖」の種類はさまざまなのです）。

さらに不安が強まると、患者は家にこもりがちになったり、1人で外出できなくなったりすることもあります。このような症状を、「広場恐怖」（アゴラフォビア）と言います。「広場恐怖」の進展とともに、患者の生活の障害は強まり、社会的役割を果たせなくなっていくのです。そして、この社会的機能障害やそれに伴う周囲との葛藤が患者のストレスとなり、症状の慢性化をさらに推進していくこととなります。

＊パニック障害による二次的うつ

予期不安や広場恐怖により社会的に隔絶された状態が続くと、そのストレスや自信喪失などによってうつ状態となることも少なくありません。元来「うつ」の症状が見られなかった患者でも、繰り返し起こるパニック発作によって不安が慢性化していくことでうつ状態を併発し、実際にうつ病と診断されるケースも多く報告されています。ただし、これはパニック発作に起因して二次的に発症した別個の疾病であり、パニック障害そのものの症状とは分けて考える必要があるというのが一般的です。

⑥ 双極性障害（参考文献1）

双極性障害は、うつ状態に、躁状態を伴う双極Ⅰ型障害と、軽躁状態を伴う双極Ⅱ型障害に区分されています。

後述の躁状態が1回認められれば、双極Ⅰ型障害と診断がなされています。1回の躁状態で終わる症例は稀であり、一般には、うつ状態と躁状態のいずれかが、症状のない回復期を伴いながら繰り返していくことが多いのです。躁状態から次の躁状態までの間隔は数ヵ月単位というう場合から、数十年という場合もあります。また、うつ状態と躁状態が混ざって存在する混合病相が生じる場合も稀ならず見られます。

これに対して、うつ状態と軽躁状態のみが認められる場合を双極Ⅱ型障害と呼びます。ただし、この双極Ⅱ型障害については、軽躁状態そのものが患者や家族には認識されていないことも多く、自覚的には反復性のうつ病であると考えている患者も多いのです。

一言でこれを説明しますと、従来「躁うつ病」と言われ、元気すぎる「躁状態」と極端に沈み込む「うつ状態」を繰り返す病態のことを言います。

この疾患に限り、「うつ」の改善途上に著しい自殺傾向が見られるのが一般的です。他のうつ病では、しかるべき精神療法が行われている限りにおいては、めったに自殺傾向は見られません。しかし、双極性障害の「うつ」だけから、「うつ病＝自殺」として結びつけるのは、一つの偏見ではないでしょうか。

うつ病ではない「うつ」

基本的に、人間にはその考え方や行動の方法には明らかな個体差がありますが、これは個性として尊重されるべきものでしょう。しかし、その個性というものが、悪しき意図によるものであった場合、周囲の人たちは、ただ、迷惑をこうむるだけになります。

まず、うつ病ではない「うつ」の代表例として、境界型人格障害の「うつ」（参考文献１）を紹介しましょう。人格障害というのは、「パーソナリティ・ディスオーダー」（Personality disorder）に対する訳語であり、その基本的な障害は「病的な個性」あるいは「自我の形成不全」ともいえる状態を言います（以前は、「精神病質人格」と定義され反社会的組織＝暴力団や習慣的な犯罪者に限定されていると考えられた時期もありましたが、日本精神神経学会でのコンセンサスとして、これは差別用語であり差別的判断であるということで用語の廃止がなされました。今日では、一般社会の一員として、激増していると考えられています）。

今日では、精神疾患の一つの病態に含まれていますが、その他の精神疾患と比べて慢性的であり、全体としての症状が長期にわたり変化しないことが特徴として決められています。中には、幼少時よりみられ、終生継続することもあります。ただ、神経症なども治癒するまでに数十年の歳月を要するケースもあり、そのあたりの判別も難しいのです。

しかしながら、極度の自尊や自信喪失、また反社会性や強迫観念などは社会への適応性を失わせるだけでなく、基本的な日常生活や人間関係にも深刻な悪影響を及ぼしうるものです（強迫観念とは、無意味な行動や考えであるとわかっていても、同じ行動や考えを繰り返さざるを得ない状態をいいます）。

人格障害の一般的な診断基準は、社会的逸脱や柔軟性の欠如、社会的または職業的な領域における機能の障害、生涯にわたる言動の持続性などが挙げられ、これに加えて他の精神疾患や薬物的または生理学的な作用によって引き起こされた症状ではないことも診断の基準とされています。

近年、特に増加傾向にある人格障害ですが、これらの人たちを多くある精神疾患の中の一つとして、同じ線上で見るには、かなりの無理があるのではないかと考える専門家も多く存在します（神戸の無差別連続幼児殺傷事件の犯人を、この代表例とする考えもあります）。

特に、この人格障害の多くに見られる自尊ゆえの「他罰傾向」「自己顕示傾向」などは、一見、「うつ病」として診断されることが多いだけに、社会に与える影響は、大であろうと思われます。これらの傾向のために、社会が混乱に導かれることも少なからず認められます。しかし、人格障害の「うつ」の心の底には、基本的に他罰傾向が根ざしており、「○○が悪いから、自分はうつ病になった」とか、「周りの環境によって、うつ病にさせられた」と信じて疑わないところが大きな特徴といえます。さらに、自らを「自分はうつ病にさせられた」として、「被害者」であることを強調するところも、見逃せない特徴です。

それゆえ、人格障害の「うつ」の患者のほとんどが、自らの状態を専門医の診断以前に「うつ病である」と信じて疑わず、周囲の人たちに対しても、「自分はうつ病である」と強調してアピールする傾向が見られます。

通常、「うつ病は心の風邪」という、キャンペーンがなされている本邦であっても、一般には、「うつ病」と「統合失調症」（精神分裂病）との違いが、まったく理解されていないことが多いようです。そのような無理解な社会においても、「自分はうつ病である」と強調するのが、人格障害の「うつ」であることが多いのです。もう少し掘り下げてみますと、人格障害の人たちにとって「うつ病」は、「他人によってもたらされた危害の一種」として捉えられていますから、少しでも多くの人たちに、自分の被害の悲惨な状態をより強調して訴えなければならないのでしょう。

多くのうつ病と異なるのは、人格障害の「うつ」の場合、主治医に「しっかりと、うつ病として診断書を書いてほしい」と強調して訴え、所属機関へも「自分は周囲の状況によって、このようにうつ病にさせられた」といかにも堂々として休養を申し込むことが多いのです。

これとまったく反対の極に位置する、一般的なうつ病の患者は、まず主治医には「あまり事を大きくしないためにも、仕事が山積みにならないためにも、目立たない病名での休養を取らせてほしい。そして、なるべく最短期間で書いてほしい」と申し出ることが多く、診断書では「自律神経失調症」という、訳のわからないようになるような診断名を求めます。所属機関に診断書を提出するときも、「なるべく穏便に、目立たないようにお願いします。なるべく早く戻れるように努力致しますから」と周囲への配慮が行き届いていることが多いのも、一般的なうつ病の特徴です。

誤診による「うつ病」

あたかも「うつ病」として、診断されながらも、実際は「慢性疲労症候群」として診断されるべき症候群のあることも忘れてはなりません。

この場合、第一義的に、「元気がなく、意欲がなく、表情に乏しい」という、うつ病の特徴を備えながらも、反面、「疲労感」を感じることに乏しく、「このままでは、病気に負けてしまう。もっとトレーニングをしなければ」と個人差はあるものの、トレーニングジムに通ったり、毎日、10㎞以上もジョギングを行ったり、自己鍛錬に勤しむことにより克服しようと試みるのが最大の特徴です。

免疫系の低下（抵抗力の低下）も著しく、往々にして発熱することが多いのですが、それにも拘わらず、医療機関への受診は、まったく動けなくなるまで行おうとしないのです。精神科専門医のほとんどが、「うつ病」として診断を行い、抗うつ薬が処方されるのですが、まったく効果がありません。多くの専門医を回るうちに、この疾患をよく理解している医師に巡りあえば、即刻、休養を厳命され、統合失調症の治療薬であるオランザピンやリスペリドン、クエチエピンなど、一般のうつ病の人たちが服用すると20時間以上も眠り続けるような薬物でも、5～6時間眠ることが出来れば、著効といえるくらいの処方がされます。それほど誤診の多い疾患でもあります。

さらに、これらの薬物と心理カウンセリングを併用していけば、10年間も病んでいた「慢性疲労症候群」は、早期に回復に至ることがありますが、多くの場合、数年間の療養が必要なようです。ＳＳＲＩが良く効くセロトニンの低下によるうつ病とは、ちょうど反対に位置する疾患なのです。

しかしながら、どこの精神科・心療内科を訪れても、「うつ病」としてしか診断されず、長期にわたり、転々と医療機関を渡り歩き続けることが多いのも否めません。

この疾患に罹患する社員は、「タイプA行動パターン」であることが多い（せっかち、仕事中毒、負けず嫌いを性格特徴とし、ドクターストップが出るほど疲弊しきるまで仕事をし続け、方々の医療機関で誤診であったとしてもうつ病と診断され、休養を命じられても所属機関にその診断書を提出するのを嫌う傾向が著しい。冠動脈疾患に陥りやすい傾向を持つ）。

所属機関としても彼らに頼り切っていることが多いため、疲弊しきった状態に居ても「慢性疲労症候群」との診断を得るまでは、なかなか休養を許して貰えず、この診断を受ける頃には長期休養となってしまっていることが多いのです。

一度、休養に入ると、ボロキレのように疲弊し切っており、それにも拘わらず、早期に業務に戻ることを望んで止まないことが多いのも特徴です。そのため、完全に治癒に至るには、10年近く休養と出勤を繰り返し、ついには早期退職となることも稀ならず見られるのです。

このような状況には、統合失調症の治療薬であるオランザピンなどで徹底した休養を取らせることが先決となります。しかし、一度休養すると再び元気を取り戻したように感じるため、主治医に無断で就労し、所属機関側もこれを歓迎することが多いため、厳重な注意を要する疾患でもあります。

詐病うつ病

もう一つの「うつ病」として、「詐病うつ病」は、どうしても見逃せない存在でしょう。政府・行政などにおける「自殺防止対策強化」政策が進むにつれ、「うつ病になっても、差別されたり、偏見の目で見られたりすることはない」と高をくくり、徐々に怠業するようになり、このような状況を心配した上司から、「一度、精神科か心療内科で診て貰った方が良いのではないか」と助言されるや、「待ってました！」とばかりに医療機関を訪れ、インターネットで調べたうつ病の症状を並べたて、「どうも仕事に出られそうもないんです」とうつ病の診断書を書いてもらい、長期にわたる休職をする社員が目立ってきています。

特に、粗製乱造された精神科医を自称しながら、診断も出来ない若年の医師を訪れる社員がほとんどです。休業の診断書が出るや、気分転換と称し、堂々とパチンコに出掛けたり、旅行に出掛けたりする社員も多いようです。生活費は、「傷病手当金」で保障されているため、何らの心配もないのです（傷病手当金は、休養と同時に就業年月により半年から数年間、給与が支払われる。公務員の場合は、さらに長期間給与が支払われる。すなわち、10年の病休期間と退職寸前の有給消化により合計15年前後、給与が出る仕組みになっているという)。

職場に戻るのは、傷病手当金が支払われなくなる頃であるのが特徴です。彼らの多くは、一般内科医を受診し、面倒な専門医の医療機関への受診は、月1回と決め込み、受診日だけはあたかも、うつ病のような症状を訴えるのですが、間違って専門医の診断に出くわすと、詐病であることがバレてしまうのです。しかし、最近では手口が巧妙になり、傷病手当金支払いの限度年月日の1カ月か2カ月前までには、会社に復帰するようになっています。

うつ病の診断機器と電気治療器

某国営放送の番組を見て初めて知ったのですが、先端医療機器の発展は「ここまで来たのか」と思われる人たちも多いと思います。それが、「うつ病診断器」です。頭に帽子のようなものをかぶせるだけで、「うつ病」と診断できるそうです。

心を病んでやっとのことで専門医を訪れ、「診療を受けるときには、いろいろ聴いてもらいたいことを全て話して、その上で診断してもらい、治療をしてもらえるのだろう」と思いながら来診した患者にとっては、突然、頭に帽子をかぶせられ、専門医より「頭のこの部分が働いていませんね。これがうつ病の特徴です。あなたは、この機械が診断しているようにうつ病ですね」と言われた患者の身になってみましょう。

「これまでいろいろなことがあって、悩みに悩んで、疲労しきって、一大決心をして、専門医を訪れたのに、数分後にあなたは、うつ病ですと言われるなんて、何とも言えない気持ち」と感じられるのは必定ではないでしょうか。

診察室に呼ばれ、「どうされたの？」と医師に聞かれ、患者は「夜、眠られないのです。それに憂うつで」と訴えるや否や、医師は『うつ病診断器』で調べましょう」と答え、数分後に「うつ病ですね」と診断が下され、「薬にしますか、それとも機械で治しますか」と問われ、訳がわからないまま患者は、「それでは薬を」と答えれば、「薬を出しときましょう」の一言で全てが終了となります。

もし、「機械を……」と答えれば、「この機械で治りますから」と頭の上を杓子《しゃくし》を少し大きくしたような機械で触られ、「これを数回行えば治りますから」と告げられ、全診療が終了するのです。

疲弊しきった「うつ病」の患者には、訳のわからないなりゆきに対して、多くを質問する力は失せているでしょう。こんな診断機器や治療機械で心が休まるのでしょうか。著者でしたら、「人間の心を機械で診断なんて出来るのでしょうか？ 心の病気を機械で治せるのでしょうか？　人間の心と脳の機能とは違うと言われていることは、専門医なら十分にご存じのはずですが、心を機械で判断し、心の病気を機械で治せるのでしたら、専門医などという人間なんて必要ありませんね！」と、怒鳴り散らしたくなります。

しかし、これほどタイムリーな番組はありませんでした。医師免許を持ちながらも、専門医学は言うまでもなく、医学の基本的な知識をも持ち合わせない医師が増えている今日においては、絶好な番組であったのでしょう。「オレは精神科が専門だから、風邪は内科で診てもらえ！」と言う医師たちも、好意と興味を持ってこの番組に見入っていたことでしょう。さすがに機を見て敏なる国営放送局の企画でした。

確かに、「うつ病」は「心の風邪」ではありますが、これは「簡単にかかる病気であって、放っておいても、簡単に治ってしまう病気である」という意味ではなく、統計上は別にしても、「貧富の差なく、男女の別なく、老若の差なく、人間であれば誰でも容易にかかることがある病気である」という意味です。

そのため、この病気にかかった人は、それぞれ異なった気持ちであったとしても、同じ患者として「訴えを聴いてほしい。いろいろな心の葛藤を理解してほしい。そのような心を受けとめてほしい」等々の希望があるはずではないでしょうか。どれほど「風邪」と強調されても、一大決心をして、「人間が、人間に、人間の心の援助を求めて来診している」と考えられるのです。

それなのに、「脳の機能障害ですね。薬を出しておきましょう」とか、「この機械で治しましょう」と専門の医師から告げられるとなれば、患者としては、「どこの、誰に、心の中をうちあければいいのか。心にたまったストレスをぶつけていいのか」、まったくわからなくなってしまうのではないでしょうか。人間の心の状態や病気の診断や治療に至るまで、先端医療機器という現代医療の歪みが侵入してきているとは、開いた口がふさがらないように思われます。

しかも、視聴者の受けとめる心に、最も気配りをしなければならない国営放送局が、全国の人たちに向かって「人間の心なんて無視しましょう。機械で全てがわかるのですから。心なんてパソコンよりも単純なのですよ。壊れても、この大きな杓子で叩けばすぐに治るのですから」と大声で叫んだのも同じではないでしょうか。

ちなみに、世界的に有名な大脳病理学の専門家であり、瞬時に十数カ国語を聞き分け、話すことが出来た医師大橋博司氏は、著書の中で「……診断は、人間である患者を、人間である医師が行うものであり、心理検査を含め、さまざまな検査は、あくまで、参考にすべきであり、間違っても、検査結果から人間を判断してはならない！」と繰り返し強調されています。

この国営放送の番組を見ていた人たちには、「ついに、国営放送を通じて日本の国家行政は、馬脚を現してしまったな。やっぱり、庶民なんて国家から見れば高々、小さなパソコンなのだ。

考えていることなど簡単にわかってしまうし、操作するのも容易だと思っているのだろうな」という、実に後味の悪い印象を与えたに違いないのです。

心ある人たちがやっとの思いで、「うつ病は心の風邪である」として、今までうつ病に悩まされた人たち、現在、うつ病に病んでいる人たちに、気兼ねなく治療を受けることが出来るようにキャンペーンがなされてきたはずでした。それをかの番組は、再び「脳病」としてしまったように感じられたのです（「脳病」として精神障害を主張した独の内科医グリジンガーは、それまで「悪魔がのりうつった」とされていた人たちを、「病気」と診断することにより開放した）。

民間のとある老有識者は、「せっかく、これまでうつ病にかかった人たちが、誰でもかかる身近な病気として、容易に治療を受けることが出来るように、長い間キャンペーンを行ってきたのに、あの番組によって一瞬にして、特別な病気にさせられてしまったのですね。また、自殺者が増えることでしょう」と嘆いておられたのが印象的でした。

日本のうつ病治療研究

著者の楽観主義で日本のうつ病治療は、後に紹介します精神療法（心理療法・心理カウンセリング）と抗うつ剤に決まっており、国営放送局のような全国に流される電波を通じて伝える「うつ病診断用先端機器」や「磁気治療機器」などは、あくまで研究段階であるという誤解をしていたようです。しかも、抗うつ剤は、ほとんどがＳＳＲＩに移行しているものと信じていたのです。

しかしながら、ある日、いくつかの外資系製薬メーカーの人たちから、「どうしたら、ＳＳＲＩが処方されるようになるのでしょうか。先生は、日本で認可されている一つのＳＳＲＩでは、処方量日本一なのですよ！　その他のＳＳＲＩにおいても、1位ではありませんが、かなり高いところにおられるのですよ。しかも、単科の精神病院や総合病院と比べてなのですよ」と告げられたのでした。

著者は、「まさか、そのようなことはないでしょう。冗談はよして下さいよ！」と言い返したのです。しかし、どうもこれは事実であったようなのです。というわけで、大学病院精神科の責任者に「どうして副作用の少ない、以前の抗うつ剤とは比べものにならないほど安全なＳＳＲＩを処方されないのでしょうか？」と尋ねてみたのです。しかし、答えは返ってこなかったのです。著者が考えたのは、「未だに三環系や四環系の抗うつ剤を処方している医師が多いのではないか」ということでした。しかし、これはまったくの的外れであったのでした。

旧知の、現在も大学病院に勤務しているという医師を訪ねてみたのです。二十数年ぶりの再会でした。以前、出会ったときは、いろいろな専門知識を得ようと著者を質問攻めにして来ていた医師であったので、「さぞかし進歩的な診断法や治療を行っているのであろう」と期待に胸を弾ませて訪れたのでした。

ちょうど診療時間帯であったので、見学がてら若き医師たちの頑張りが見られると見て回っておりましたところ、突然、異様な声が聞こえてきたのです。その声に引っ張られるように、現場に走ってみたところ、驚きで声も出なくなってしまったのです。若き医師たちが笑いながら、患者に電気ケイレン療法（ＥＣＴ）を行っていたのです。

すでに、歴史の彼方に消えたものと思っていた、著者の認識不足であったのです。かつて旧知の医師には、「電気ケイレン療法などは、過去の遺物となっているから、通常では使用しないのが常識となっていますよ」と二十数年前に助言したはずのことが、今なお行われていたのです。さらに、悲惨さを感じたのは、そこにいる若き医師たちが麻酔をかけた患者に、通常の電気ケイレン療法では考えられない、頭部の方々に電極を押し付け、１５０ボルトもの電流を流していたのです。電気ケイレン療法が消失する前であっても、電極は決められた額の部分にのみ、しかも１００ボルト程度から始めていたのに、彼らは当初から１５０ボルトの電流を、しかも、額から始めて頭部の毛髪を剃り上げ、方々に通電していたのです（電気ケイレン療法は、従来は電気ショック療法と言われ、ケイレンを引き起こす前に通電を中止する、一瞬のショック療法としても使われていた。そのため、ショック療法とケイレン療法は、厳密には分けられていない)。

気の短い著者でしたので、ついに拳を上げ、彼らを殴りつけ、「君たちは一体、何をしているのだね！　人間だよ、ここにいらっしゃるのは！」と怒鳴りつけたのでしたが、残念ながら彼らには、まったく著者の意図することが通じず、彼らは「一体、あんたは何なんだよ？　オレたちは、患者の治療を行っているのに、邪魔すると許さないぞ！」とかえって怒鳴り返されたのでした。そして、「この治療法がうつ病には、常識的な方法なんだよ。知らないということは、あんたは素人だな。素人の出入りする所じゃないのだよ、出て行きな！」と怒鳴られ、追い出されたのでした。

その状況を旧知の医師に問いただしたところ、「先生は古いんだね。うつ病には電気が一番なんですよ。今や、薬の時代は終わったのですよ。ちんたらちんたらと薬の効いてくるのを待っているほど、こちらには暇はないのですよ。どこでも行っていることですよ。嘘だと思われるなら、今すぐにでも証明してみましょうか？」と言われ、著者は何とも言えない気持ちで彼の病院を後にしたのです。

国営放送局で行っていたのは、決して実験などではなく、現実的な診断と治療法になってしまっていることを知らされたのでした。「もはや、精神療法はもとより、薬物療法も過去のものとなっているのか」と日本の精神医療の現実を見て、発達どころか、過去に戻っているだけではないかと感じたのです。そのことは、すなわち、人間の心の病であるうつ病は、すでに「心の病」ではなく、「脳の機械的な変調」として捉えられるようになってきていることを実証しているところを視ただけであったのです。

国営放送局は、国家の報道機関であることは周知の事実であるはずでしょう。その国家が全日本に向けて、「うつ病の患者は、人間扱いしないで機械で治療すれば治るのである」と堂々と宣言したということを、今さらながら知ったのです。そして、人間扱いなどというのは、もはや、どこに行っても通じないということを知ったのでした。

そうであれば、「精神療法などという面倒なことを行うなど時代遅れであり、SSRIを精神療法と併用することも、まったくの時代遅れであるということを国営放送局が宣言した」ことになるのでしょう。全国への報道には、それだけの大きな効果が期待されることでしょう。それによって、日本の国家の姿勢が明らかになったと言わざるを得ません。

著者のように、「うつ病には、精神療法、心理療法、心理カウンセリングとSSRIなどの安全な薬剤との併用で治療を行う」などと主張している医者は、最も古い考えであり、「うつ病の患者を人間扱いしている、最も犯罪的な医者」かもしれません。なぜ？　って、国営放送が堂々と「うつ病は、機械で診断を行い、機械で磁気を通して治療するもの」と強調しているからです。これに力づけられた若き医師たちは、薬など処方しないでECTの有用性を強調するようになっているのです（昭和50年代には、ＥＣＴを行った場合、学会から警告があったり、処罰されたこともあった）。

しかしながら、なぜ毎日のように、うつ病の患者たちが精神療法を求めて、著者のところを訪れているのでしょうか。国営放送局では、このような人たちは「無知でどうしようもない、医療費のムダ遣いをする人たちである」と断言されるのでしょうか。

これを明らかにするために、現実にうつ病となった人たちが、どのようにして著者たちに援助を求めてくるかについて記してみましょう。

第2章

地域の精神医療で経験する多様なうつ病

――「心の風邪」のうつ病は誰でもかかる病

「大うつ病」の代表例

以下、典型的なケースを紹介する中で、「うつ病」、その他の「うつ」への今後の対応に役立てられんことを願う次第です。ただし、本著では、無味乾燥な症候学的分類であるＤＳＭ―Ⅳ―ＴＲに準ずることなく、人間学的な見地よりの検討を試みることに致しました。

まずは、無味乾燥な「症状分類」によるうつ病の診断基準に従って、治療を受けたケースを紹介しましょう。診断名は、これに従いながら、実際にはうつ病の代表例を紹介致しましょう。

■ケース　28歳、男性、大手企業の事務職

診断「大うつ病」

性格　周囲に気遣う、仕事熱心、争いごとを好まない。争うようになれば、自分の方から折れる、規則や上下関係を重視する、几帳面など、典型的なメランコリー性格である。

経緯　ある4年制一流大学の経済学部を卒業後、ほぼ幹部候補生として本社に就職。周囲や上司からの期待度は高かった。そのため、新入社員当時は、ほぼ全社の組織・業務を知るべく、配置転換の連続であった。もとより、周囲に気遣う性格であった彼は、配置転換のたびにかなりのストレスを受けていたようだ。しかし、彼の若さと仕事熱心さゆえに、難なく新しい職場に適応していたのであった。

通常、3年ごとの配置転換ではあったが、彼の場合、人事部か総務部への所属のままでの各職場への配置転換であったため、所属上司と現場の上司の両方に気配りが必要であった。さらに、同僚や先輩たちにも特別な気配りをし、不本意な命令であってもグチ一つ言わずに従っていた。そのため、入社以来6年間でほとんどの職場を体験したのである。もちろん、新入社員であったため、どこの職場も知らないことばかりであった。それでも、配置が替わるごとに仕事の内容はもとより、職場の構成員との付き合い方についても熱心に勉強したのである。そのためかどこの職場に行っても、彼の悪口を言う社員はいなかったという。

本来なら、新入社員のときからこのような過酷な配置転換は行われることはなかったが、会社の立て直しがかかっていた不景気な時期であったため、会社としては早期に幹部社員を養成し、新たな再編成を目論んでいたとのことである。そのため彼には、新入社員という気楽な責任のない時期はなく、入社以来、新規に覚えることが多く、配慮すべき人たちが次から次へと多くなり、緊張の連続であった。

入社6年を経た頃より、ほぼ、会社全体を見渡すべく視野を持つようになっていた。そのとき彼の属していたのは人事部であり、人事部長より「これで大体のことはマスターしたと思うが、次年度より係長に昇任することになっているから、そのつもりでいなさい」と内示があった。彼としては、入社以来、息継ぐ暇もなく会社全体を突き進んできたような気がしていた。6年目で「やっと一息つける」と思った矢先に、主任を通り越して係長への昇進内示であった。争いごとを好まない彼の性格ゆえ、留保を願い出ることもなかった。

年度が替わり、彼は係長に昇進したのである。突然、部下が出来、しかも少人数ではなかった。現場を含め、ほとんどが彼より年上であり、気遣うことも多くなり、気遣えば動き回ることも多くなってきた。部下の主任同士の争いも日常茶飯の職場であり、これをまとめるために両者の話を聞いたり、他の職場へ問い合わせに行ったり、毎日、会社の中を走り回っているようであった。

現場には現場の言い分があり、これを管理する側にはそれなりの言い分があり、両者をまとめるのに神経を磨り減らすことも多かった。一つ問題が片付けば次に問題が発生し、身動きが取れなくなってしまうことも多くなっていた。係長として課長に相談しても、「自分の責任でまとめるのが君の責務じゃないか」とすげなく逃げられ、彼1人悩むことが多くなってきた。

そのような毎日を過ごしているうちに、なぜか朝起きようと思っても、身体が鉛のように重たく感じられるようになり、通勤の車に乗るまでに今までの倍の時間を要するようになってきた。会社へ着けば、毎日のように走り回り、帰宅したときなど夕食も取らずに眠ってしまい、幾つかの目覚ましをかけて、やっとのことで目が覚めるようになってきた。出社しても、いつものように身体が動かなくなり、いつも眠っているような、どんよりした気分になってきた。「何か生きているという実感がなく、動く気になれず、仕方なく動いているだけで、体重は入社時より10 kgも減少し、部下たちの争いを収拾しようと思っても、責任感はあるものの実行に移すのも億劫になり、いっそのことこのまま死んでしまった方が楽になれるのではないだろうか」と考えるようになり、「これでは責務が果たせない、疲れを取らなければ」と思い、上司に相談したところ、「産業医の先生に相談しなさい」と言われ、産業医との面談を行ったところ、「紹介状を書くから心療内科に受診しなさい。うつ病かもしれないから」と即刻、受診するように勧められたのである。

そのことを上司に伝えたところ、「うつ病だとすると君の将来にかかわるよ。君の将来は、なくなったも同然だよ」と言われ、数日間考えた末、「やはり、このままではどうしようもないということで、心療内科を受診したのである。

治療経過　心療内科では、予診の段階で明らかに先の診断基準に該当したため、「うつ病の疑いあり」として報告されていた。

しかし、心療内科医の診察では、「入社よりかなりのお疲れですね。遊ぶ暇もなかったでしょうね。心身ともども、疲労なさっているようですね。疲労には、休養に勝る薬なしですよ。まずは、休養されることが先決です。それに、神経の疲れは身体の疲れです。身体の疲れは神経の疲れですし。神経の疲れには、最近、安全で良く効く薬がありますし、毒性も少なく副作用もめったにありません。身体への治療と思って頂ければよろしいと思います。ご自身の疲労した心を休めてくれますから。いかがでしょうか、この二つの治療法を提案させて頂きたいのですが」と彼の気持ちやこれまでの経緯を、時間をかけて「傾聴」した上で提案したのであった。

彼は「うつ病でしょうか。うつ病ですと困るのです」と真っ先に医師に質問したのである。医師は「お疲れですから、うつ状態とも言えますね。しかし、うつ病と断言するには、もう少しお付き合いさせて頂かないと何とも言えませんね。そんな訳ですから、もちろん、休養の診断書には、うつ病と記載するわけにはまいりません。せいぜい、**自律神経失調症**でしょうね」と労うように伝えたのである。

これを聞いた彼は、「自律神経がまいっているのですね。自律神経の疲れでしょうか」と問いただした。医師は「そのようなものでしょうね。ご自身は判断力もおありですし、自殺なんて行われることはないでしょうから、自律神経の疲れでしょうね。『**自律神経失調症のため、**

1カ月間の休養加療を要する』という、診断書をお書きしましょう」。

「わかりました。実は自殺しようとも考えたのですが、思いとどまってこちらへ来たのです」

「そうですか。自殺だけは行わないで下さいよ。約束出来ますか」

「もちろん、出来ますとも」

「安心しました。ところで、私の判断では心のケアも受けられた方がよろしいと思いますが、心理カウンセリングも同時進行でお受けになられますか」

「ぜひともお願いします。心の中にいっぱい貯まっているような気がするのです。先ほどから、少し聴いて頂いただけでも楽になってきたくらいですから」

「それでは、まずは休養しながらお薬はきちっと飲んで頂いて、毎週1度、心理カウンセリングをお受け下さい。1日も早く良くなられることを皆さん、待っておられるはずですから。お願いしたとおりに治療に専念して下さい」と医師が告げ終わったときには、彼は来診したときの表情とは一変して、安堵の気持ちを表していた。

彼は「ありがとうございました。これから、よろしくお願い致します」と告げて、診察室を後にしたのである。

几帳面な彼は、しっかりと睡眠を取り、服薬は忘れたことがなく、心理カウンセリングも一度たりともキャンセルすることはなかった。

彼が言うには、上司に診断書を提出したところ、「自律神経か。うつ病でなくて良かったな。仕事のことは任せてくれればいいから、ゆっくり休んで早く治るようにな！」ということであったと言う。

心療内科医は、これを聞いて以来、一度も「うつ病」という言葉を口にしなかった。彼は、3カ月弱の休養でほぼ完全に回復し、元気を取り戻し、会社へ戻って行ったのである。しかし、問題なのは彼の場合、「うつ病」という「重篤な精神障害」としての扱いではなかったため、元の職場に戻り、元の職責を果たすことになってしまったということだ。

これには、復帰のいかんを決定する産業医との面談時、主治医は「ビタミン剤のみの処方箋」を提出し、これを見た産業医が「これだけの薬にもならないものを服用しているのであれば、まったくの配慮は必要なしですね。自家用車通勤も問題ないでしょう」と判断したことがある。

対策と考案　現実社会でのうつ病に対しての処遇というより、むしろ、医療従事者がほとんど「うつ病」を理解していないことをまざまざと見せられたケースである。うがった考えをすれば、「専門医である主治医が〝自律神経失調症〟と診断しているのであるから、産業医の方から意見を挟むなど、となりましょう。全て主治医の判断ということにしておきましょう」と産業医としてのアイデンティティを守るより、事務的処理に徹した感があったようだ。幸なるかな、うつ病に罹患した社員に復帰後、何らの問題も起きていないから、産業医は安穏としておれるのである。

反面、地域医療を担う医師の配慮が行き届かない場合、ほとんどの責任は産業医に任されるため、産業医の性格により「逃げの一手」でいくか、あるいは、「攻め続ける」かが決まってくる。この狭間で社員である患者は、右往左往しなければならないことも推測される。

次に、比較的多い、「その他のうつ状態」を示す状況について、やはり、ケースを通じて紹介することと致しましょう。まず、今日、比較的増加の一途をたどっている幾つかのうつ状態に陥る疾患についての検討を行ってみることに致します。

「心因性のうつ」とは

「心因性のうつ」の診断基準は、冒頭に示したごとくです。ここに紹介されるのは、あくまでも、「診断基準」に従った「心因性のうつ」であります。しかしながら、決して無味乾燥な治療が行われたケースではありません。

■ケース　45歳、男性、未婚、現場特殊作業職

診断　うつ状態

家族　本人と猫

性格　強迫傾向、几帳面、精密機械をいじるのが好き、他人への援助は惜しまない、世話好き。

経緯　兄の経営する会社の精密機械部門に勤務しながら、6人の男性従業員を自宅に住まわせ、世話をしていた。もとより動物が好きで1匹の猫も飼っていた。周囲の人たちからは、義務でもないのに兄の会社の従業員の面倒も良く見ており、評判の良い弟であった。

そのようなとき、彼の愛猫が車に跳ねられ死んでしまった。その日から会社にも出勤せず、ほとんどの時間を死んだ猫の墓の前で過ごすようになった。しかし兄は、彼が数週間後の仕事まで仕上げていたので、彼の行動にはまったく関知せず放置していた。見るに見兼ねた近所の人たちに連れられ、心療内科に受診してきたのである。

治療経過　初めて訪れた診療室での彼は、打ちひしがれたようで言葉数も少なく、最初は医師の質問にもただただ、首を振るだけであった。そのうち想い起すように、ポツポツと彼の家に

その猫がやってきた頃のことから話し始め、彼が仕事から帰ったときなどは、玄関で待っていたという。詳細に彼と猫とのこれまでの生活を話し、そして、車にひかれたときの話になると、オイオイと泣き出したのである。医師は、黙って彼が泣くままにしておき、数十分待っていた。彼は、猫のことを想い起し、泣くだけ泣いた後にはむしろ爽やかな表情になり、「死んだものは仕方ないですよね」と一言残し、「ありがとうございました」と礼をし、帰路に着いたのである。それ以降は、何もなかったがごとく、毎日、仕事に励んでいるという。

対策と考案 他人から見れば、取るに足りない猫の死であったのだが、孤独な彼にとっては同じ孤独な猫であり、自分のことを世界中で一番理解してくれる相手であったのである。いわゆる「ペットロス症候群」である。

このような状況は、子供や1人暮らしの人たちに多く見られたりする。他人の目から見れば、実に取るに足りない、小さな、汚れた、つまらないものや事柄であっても、本人にしてみれば、この上ない宝物であったりすることが稀ならず見られる。彼の場合も孤独の中に生活しており、その孤独を唯一癒してくれたのが、かの猫であったようだ。何人の中に生活をしていても、彼の心は猫とだけであったようだ。その相棒が突然いなくなったのであれば、彼の嘆き悲しみも了解できるのではないだろうか。

このような場合でも、本格的なうつ病へと発展する可能性があるため、早期に然るべき対応を行う必要がある。初期であればほとんどの場合、薬物療法は無効であり、心理カウンセリングだけが頼みの綱である。

今日の社会では、このような孤独の中に生活する人たちが増加しており、ちょっとした契機で「落ち込み」、そのうち、本格的なうつ病へと発展することが多いので、日頃より対人関係の調整をする管理職などの責任は大きいと思われます。

孤独であり、人間関係の希薄となっている今日においては、先のような場合であっても「後追い自殺」も稀ではありません。周囲の同僚、管理職も極力、プライバシーには立ち入らない社会となっているため、容易に声をかけることが出来ないのが現実ではないでしょうか。そのような場合、せめて本書のようなマニュアル本を参考にして、職場での事故を防ぐべきであり、防ぐのが責任であろうと思われます。

話題の適応障害

適応障害の診断基準は、冒頭に示しました。診断はあくまで冒頭に記されたごとくです。しかし、現実的には、理解し難いことが多く、例えば皇居の中で起きている「適応障害」と診断されたプリンセスに関してみても、ほとんど一般の人たちには理解し難いのが現状ではないでしょうか。ここで何例か代表的なケースと対応について紹介致しましょう。

■ケース1　35歳、女性、主婦

診断　適応障害によるうつ状態
家族　夫と3歳の長女、夫の両親と同居
性格　強迫的な几帳面さ、自由を好む、プライドは高い、自己主張は強い。常に自己の判断は、正しいと信じている。表面的には社交的であるが人付き合いは苦手。
経緯　もとより出来の悪かった弟に比べ、常にトップの成績で来た彼女は、両親からの期待も大きく、期待を上回るくらいであった。それゆえ、叱られたことは一度もなく、常に「貴女は

いつも最優秀よ」と褒められて育ってきた。期待通り某有名大学文学部に入学。その頃より「男なんて下等動物ですよ。人間とは認められませんね」と言い放つくらい、男性に対して優位であると考えていたという。

在学中から卒業までに、英・独・仏語の会話を習得。家も裕福であったため、頻繁に海外へ渡航していた。卒業後、英国の大学へ4年間留学し、帰国後、国家公務員1級試験に合格、同時に外交官を目指し、外務省に就職。研修期間2年を経た後、数ヵ月の主任席を経て係長に昇進。3年目には特別昇進ということで、課長に昇進していた。

以来、上司の渡航には、必ず通訳、接待係として同伴していた。もちろん、上司ともども国賓扱いであった。職場においては、同期の職員は全てが部下となっていたため、ほとんど付き合いはなかった。職務柄、上司の予定のみならず彼女の予定も全て彼女が立案し、各国を自由に往来していた。職場においては、彼女の自由にならないことはなく、全て思い通りに行動していた。上司の認印さえあれば、どこの国へも行くことが出来たため、思いつくままに世界中をしかも、外交官特権を持つ仕事として往来していた。

しかし、日本の女性職員に対しての扱いは、欧米に比べどれだけ努力しても、いかに世界的な成果をあげても、上司と同じ責務に就くことは出来ず、焦燥感を持つことが多くなっていた。

「上司なんて、私がいるから仕事の成果を上げているのに、私が同じ立場になれないなんて日本の習慣にはついていけない。いっそのこと、外国の職場に転職したほうがどれだけ満足のいく仕事が出来るかわからない。今度の機会に外国の省庁に職替えしよう。そして、その国の省のトップとなって国を見返してやろう」と考えるようになっていた。それゆえ、上司とだけは常にトラブルが多くなり、事あるごとに上司に反抗するようになっていた。

そのようなときに、江戸時代からの富豪であり、今日でも知らぬ人はいないくらいの後継者との結婚話を持ちかけられたのである。もとより男性には興味がなく、婚期を過ぎていたが「この機会に後継者と結婚をすれば、上司とも離れられ、この家を起点に自由に羽ばたける」と考え、ほぼ即答に近いくらいに結婚することを承諾したのである。確かに最初の頃は、彼女の自由が許されていた。しかし、旧家であればあるほど男尊女卑傾向が強く、当初、彼女が考えていたより、さらに不自由になって来たのであった。何をするにも、どこへ行くにも、誰に会うにも、後継者の父の許可が出ない限り、身動きが出来なかったのである。

家系を絶やさないためと、周囲からは事あるごとに「男の子を産みなさいね」と言われ、嫌気がさすくらいであった。しかし彼女は、すでに高齢出産となっており、初めて出来た子供は女児であり、帝王切開で生まれたのである。最初の子供に対しての愛情は、女児であったため溺愛していた。しかし、求められるのは常に男児であり、ついには毎日のように、「後継者として男児を産みなさい」と脅迫されているように感じたのであった。「男児が生まれない限り、今までのように自由にはさせませんよ」と周囲からの圧力で海外への渡航の許可が出ず、常に拘禁状態にあるように感じるようになってきた。

そのうち突然、些細なことに対しても激怒したり、夫から叱咤されれば何時間も泣き続けたり、一家で取る食事には一切参加できなくなり、食べればすぐにも嘔吐してしまい、強力な下剤を使用しても頑固な便秘が続き、気持ちが沈みがちとなり、何もする気がしなくなり、常に疲労感を感じ、生まれて初めて身動きのとれない身体になっていると気づき始めたのである。

このような状況は、周囲の目からは完全に病気であると判断され、極秘裏に最高級の病院に入院することになったのである。

治療経過　入院後は、ありとあらゆる診療科で可能な限りの検査を施行され、全ての診療科を経た後、精神科への紹介となったのである。彼女の周囲の者たちは、精神科だけは診療科としては認めず、周囲の思いつきのままに精神科以外の診療科を転々と受診させたのである。しかし、いずれの診療科においてもそれなりの治療が試みられたが、まったくの改善を認めず、院長が直々に「誠に失礼とは存じますが、残るは若奥様には心の病となりますので、そちらでの診療を受けられるようにお勧めいたしたく存じます」と家族に伝えたのである。

これを聞いた彼女の夫の父親は、「驚愕すること、この上なし」と一言口に出し、後は一切口を閉じたままであった。「高家の妻たる者が気を患うとは」と母親が怒りにも似た反応を示した。

全て納得せざるを得ない状況であったため、精神科の主治医は最高峰の大学病院から呼び寄せられ、治療にあたったのである。精神療法と薬物療法の併用で治療が進められることが話されたが、家族全員の了解が得られるまで何一つ実行に移すことが許されなかった。最終的に、後継者の父が、「ここでの治療をお願いする」と主治医に告げ、初めて治療が開始されたのである。しかし、その前にあらゆる心理検査が行われ、家族からどのようなことを質問されようとも、速やかに回答できる準備がなされたのであった。本格的に治療に入ったのは、精神科に移ってから2カ月目であった（通常であれば、境界型人格障害による適応障害として診断され、インフォームドコンセントに従い、SSRI＝セロトニン再取り込み阻害剤では効果が得にくいため、オランザピンやクエチアピンなどが即刻、処方され、疎通性の改善に伴い、積極的な精神療法が行われるのが常識的治療法である）。

彼女の場合は、まず医師団が結成され、最初は家族の要望と医師団の無知により、精神療法のみの治療から開始され、単独では無効とされるまでに約1年間続けられたのであった。もちろん、入院した病室は、特別病棟の一室であり、ホテルのスイート・ルームを思わせる部屋であった。ちなみに、一晩20万円とのことであった。精神療法が開始されて1年後、効果判定には再び医師団全員が討議し、「失礼にならないような、気分を害されないような心理テスト」が行われ、結果についても半年にわたって審議が行われた。

彼女の「症状にはまったく改善がみられない」ということも手伝い、判定結果は「効果なし」とされた。その旨、家族一同に伝えられ、「薬物療法との併用の許可を頂けないか」と医師団長より申し出られたのである。その間、閉塞状況に置かれた彼女は、むしろ悪化するのみであり、とても他人の前には出せることができない状態であった。彼女が突然、感情的になるたびに、看護師たちは昼夜なく付きっきりで彼女を諌めたり、彼女の興奮が治まるまでに付き添ったりしていた。

薬物療法を併用することが了承された医師団の判断により、まずマイナートランキライザーが少量処方された。しかし、このようなことは、かえって彼女を興奮しやすくするだけであり、改善とはほど遠いものであった。致し方なく医師団は、メジャートランキライザーの処方を検討し、家族に上申したのであった。しかし、家族の1人からは、「精神分裂症の薬ではないですか！　あの子は、決して精神分裂症ではないと診断されたでしょう！」と猛反対に遭い、医師団長から、「精神分裂症ではございませんが、欧米のいろいろな研究結果から鑑みますに、非定型抗精神薬と申しまして、ご子息の奥さまには、かなりの効果が予測されると思われます」と再三の説明がなされたのである。その期間は、2年にも及んだという。やっとのことで、全ての家族から薬物の選択権を獲得した医師団は、まずクエチアピン10mgの処方から始めた。しかし、まったく効果なく、2mgずつの増量を半年単位で行ったのである。もちろん、改善を求めること自体が不可能な治療方針であったため、ほとんど変化を認めることなく、今日まで来ているという。

対策と考案 このケースは、ある部分では未熟性格ゆえの適応障害であり、人格的な成長が遅れている半面において、知的には極めて発達しているというギャップより生じているうつ状態と言える。もとより、育った環境とはまったくの正反対の環境に入り、日常的基本となる家庭生活への適応障害から、さらに病状を悪化させていると考えられる。官庁への就職、それ以降の生活は、常に自己中心での生活が可能であった。育った環境において、自己中心での生活が許された上に、職場においても同様に自己中心での生活が許されていたのだから、自分の非を反省するなど考えも及ばなくてすんでいたのであろうと推測される。しかし、結婚により、さらに自分・自己中心での生活が可能であると考えていたにも拘わらず、実のところ、自己中心どころか、まったくの正反対の環境であったところから、今回の問題が生じてきたと考えるのが妥当と言える。

これらは、今日激増しつつある、知的には極めて高いにも拘わらず、ほとんど社会性を持たない人格の実態のようで、周囲は知的に高いこと、すなわち社会的適応性の高さとして評価するため、本人は自分以外は全てが下等動物に見えてくるのではないでしょうか。しかし、現実社会の人たちは、決して下等動物ではなく、本人を完全に拘束できるくらいの力を持っていることに気づいたときに、長年生活してきた自己優位と自己中心性が崩壊し、現実を生きていくことの困難さを知るのです。

しかし、このような人格の人たちは、自己洞察（自分の心に、何か問題があるのではないかと考えてみる）などを試みることさえ知らないのです。自分は、完ぺきであると思い込んでいるから当然といえば、当然かも知れません。しかし、自分の考えてきた現実とは異なる現実が、前に立ちはだかってしまったのです。まさに、いかんともし難い状況にあることを知ったのです。そうなれば、ある種の単純な拒絶反応としての「うつ」に陥り、無意識の拒絶反応として身体化障害（心の葛藤が身体の症状として、不眠、食欲不振、易疲労感、胃炎、頭痛や吐き気などが出現する）となっても不思議ではないでしょう。

青年医師たちの適応障害

■ケース2　青年医師たち

　これと同様の状況は、これらの患者を治療するはずの医師の中にも、稀ならず見られる。今日、ほとんどの医師は、大学などのピラミッド形式の上下関係を嫌い、医師免許を取得すると同時に、全ての医学・医療を修得したという錯覚に陥る傾向がある。医師不足の地方においては、「医師免許さえあれば誰でも良い」と高額の給与で迎えてくれるからである。

　しかしながら、まったく臨床医学（患者を診察し、診断を行い、治療を行うこと）を知らないにも拘わらず、「診療」を行っていかなければならないのである。時を経るうちに、治療を受けているにも拘わらず、まったく病気が治っていかないばかりか、かえって悪化することが多くなることも、稀ならず見られるようになる。そうなれば、患者はその医師に対して不信を抱くようになり、受診しなくなってくることは必定だ。

　しかし、雇用者としてみれば、患者を診てもらわないことには、雇用した意味がない。だが、誰も彼らの診療を求めないという相反した現象が起きてくる。困り果てた先輩の医師たちが、医学・医療の指導をきつく行わざるを得なくなってくる。そこで、やっと自らの無知を知るのだが、医師としてのプライドが許さず、「診療を受けに来ない患者が悪い。病院の設備や環境が悪い」と他罰的になっていく。しかし、診療を行えない医者は、雇用者からはただの給料泥棒としてしか評価されなくなり、ついには解雇されざるを得なくなるのである。これまでは、何を言っても、どんなに悪いことをしても、間違ったことをしても、全て褒められて育ってきた彼らは、未だかつて体験したことのない屈辱を体験することになるのである。

ある医師たちは、適応障害として「うつ」となり、ある医師たちは医師不足の地方の医療機関を転々とするようになる。これにも限度があり、いかに医師不足であろうが、「診療の出来ない医者」という烙印を押されれば、狭い医者の世界であるため、まったく雇用されることはなくなっていくのである。

都合の悪いことに、このような医者たちは「要求する給与の額が低いから、多数の患者の診療を求められるのだ。大学の教授のように、1日4人と限定して勤務すれば、雇用条件はアップし、雇用される医療機関も増えるに違いない」と考えるようになり、時給5万円から10万円を要求するように変貌していくのである。しかし、まったく現実味のない考えであることに気づけないため、精神科施設などのように、「夜間寝泊まりさえすればよい」というような医療機関に勤務するようになる医師が多くなる。しかし、「寝泊まりさえすればよい」と言いながらも、長い期間となれば、必ず緊急性を求められる事態が発生することもある。

しかし彼らは、何も医療行為が出来ないため、「救急車を呼んで病院へ入院させなさい」と指示するのである。そうなれば、彼らの存在意味がなくなってしまうのは、当たり前のことだ。もちろん、解雇となってしまう。今後、増え続けて行くことであろう医師の中で、医師免許はあれども何も出来ない医者が激増していき、就労も出来ず蓄財も出来ない、学ぶ意欲もなく、必要性さえ感じない医者たちが、ニートのように増える一方になるのだろう。

ある医師は、自殺に追い込まれたり、ドメスティック・ヴァイオレンス（DVとも言い、配偶者などの家族から受ける家庭内暴力行為のこと）に陥ったりして、自らの洞察もなく無為に毎日を過ごすことになるだろう。まさに、先のケースと同じ状況となっていくのである。

しかし、それにしても、先のケースを担当した医師団の体たらくには、何とも評価し難いのです。「それでも一流大学病院の医師なのでしょうか」と問いただしたくなります。基本性格に、境界型人格障害を持つ患者であっても、今日では然るべき薬物療法も確立しつつあり、精神療法も患者の病理性を明らかにすることにより可能となっていたはずです（薬剤では、オランザピンやアリピプラゾールなどが、性格などを司る大脳のA10エリアまで効果を示すと言われ、歪んだ性格に対して精神療法を行いやすくしてくれる薬物として有名である）。

ただただ、手をこまぬいている医師団も、ただただ、高給を求める無知な医師と同様ではないかと考えられるのです。

ある意味では、治療法が確立していながらもこれを行わないというのは、刑法に触れる行為ではないかと考えられます。さらに、周囲への働きかけの及び腰には、ただただ呆れるばかりではないでしょうか。いかに患者中心主義の治療でありましょうとも、周囲の人たちは専門医でもなく、処方の提案に対し素人の反応であるにも拘わらず、周囲に気遣うばかりの医師団には、医師としてのアイデンティティさえ見られないのです。これは気配りではなく、いわゆる「揉み手商法」と評価する以外にないのではないでしょうか。

ここで、過去から今日に至るまで、少なからず報道されている本邦のプリンセスの「適応障害」報道が想い起されます。かなり詳細に報道されているため、プリンセスも同様の経過をたどっており、同様の医師団に同様の治療らしきものを受けているのではないかと、下司の勘ぐりとして二重写しになってしまいます。彼女も先のケースのごとくですが、いかんともしがたい治療を受けているとすれば、まさに国家の恥ではないでしょうか。

報道には、「プリンセスの様態が思わしくないため、御公務を取り止めになられた」とありますが、同じ報道内容が見られるようになってかなりの期間を経ていることも周知のことです。公務であろうが、御公務であろうが、彼女が行うべき業務ではないでしょうか。その業務報酬はもとより、生活そのものも税金で賄われているということを、庶民や医師団は熟知しているのでしょうか。いかに公務に〝御〟がついても、何年もの間長期にわたって業務を休むことが可能であるというところに疑問を感じますし、医師団の治療法にも同様に疑問を感じます。

先のケースであれば、個人の経済状況に依拠しているため、どれだけ長期にわたって高額の病室に入院していようが、仕事もせずに休養し治療を受けていようが、個人が選んだ医師団ゆえ、他人がとやかく言う筋合いのものではありません。しかし、プリンセスの場合は、国民の支払う税金で全てが賄われているのみならず、彼女の場合は国家の代表としての業務を行う義務を負っているのではないでしょうか。亀のように、のろのろとした治療を行っている暇はないはずです。

病状の改善しない彼女を責めるわけではありませんが、公務を持ちながらそれを行ったり行わなかったりという年月が続いている現実を、医師団の責任として見るのは不遜でしょうか。公務を行えないままに放置している医師団も医師団なら、これを認容している国民も国民であると思われます。公序良俗に従う期間というものが、あっても良いのではないでしょうか。しかし、この問題には、誰も立ち入ろうとせず、ただただ認容し耐えているのが日本という国家の体質と思われます。手っ取り早く言うなら、〝揉み手医師団〟を替え、然るべき治療を行い、早期にプリンセスの苦痛を取り除くべきではないでしょうか。

適応障害のケースとして、きわめてエリート性の強い例を紹介しましたが、これに当てはまるケースは決してエリートには限定されず、通常のサラリーマンにもよく見られる病態であることを知って頂きたいと思うのです。

急性ストレス障害の代表例

ここで、急性ストレス障害と定義されたケースによる、「うつ状態」を紹介致しましょう。診断基準は、冒頭で紹介致しました通りですが、事実は小説より奇なりということを理解されるのではないでしょうか。

■ケースA　25歳、男性、某大企業のライン作業員

診断　急性ストレス障害

性格など　生来の聴力障害があり、ガールフレンドも同様に聴力障害であった。性格は、本人はもとより彼女も明るく、人懐っこい感じのする好青年カップルという印象を受けた。聴力障害ゆえ、会話は筆談と治療者の覚えた幼稚な手話であった。

経緯 通常は仕事熱心な社員であり、周囲の配慮もあり、彼に伝言するときは必ず肩を叩き、手話あるいは筆談で行うことが徹底されていた。ラインでの作業においても、ミスなく毎日大過なく就労していた。彼の性格ゆえであろうが、周囲の同僚、直属の上司からも評価が高く、特に上司からは「耳さえ聞こえれば、早いうちに昇進させてやりたい」と感じさせるくらいに彼の方が周囲への気配りが行き届き、業務を行いやすく新入社員への面倒見もよく、むしろ聴力障害のない社員よりも優秀であった。

ある日、新任の課長が現場に巡視に来た。意気揚々とした課長は、社員一人ひとりの仕事ぶりを見ながら回り始めたのである。ライン作業員は、手を休めることなく課長に、「ご苦労様です」「よろしくお願い致します」と大きな声で挨拶を行っていた。課長の方も、気分よく「事故のないよう頑張りたまえ」と返事をして歩いていた。ちょうど、課長がAの所へ回ってきたとき、Aは課長に背を向ける体制で作業を行っており、周囲の状況が判断できなかった。そのため、課長がAの所へ来たときも、Aは課長が来たことに気づかず、挨拶をすることも出来ず、黙々と仕事をしていたのである。Aに無視されたように感じた課長は、ムッとしたようで、「キミ！ 今は何をしているのだね？」と肩を突き飛ばすように話しかけたのである。

そのような状況に対してまったく無防備であった彼は、ラインの中へ真っ逆さまに落ちてしまった。これに気づいた社員は、全員が彼を助けるために集まり、事なきを得たのであった。

助けられた彼が次に見たのは、激怒している課長の顔であった。課長は、「ぼんやり仕事をしているから事故になるんだよ！　キミはここには合わないんじゃないかね？」と叱りつけたのであった。Aは、叱られているのは了解出来たのだが、その前に周囲の社員が助けてくれなかったら、今はラインに巻き込まれて死んでいたはずであったため、課長が何を言っていようが言い訳するゆとりもなかったのである。しかし、怒りの治まらない課長は、「キミは皆がいたから命があるんだよ。キミのような仕事ぶりじゃ、皆に迷惑をかけるばかりだよ」と叱り続けたのである。

何となく、自分は叱られているのだなと感じるようになった彼は、「ぼー、まーがいは、しあい」（僕は間違いはしていない）と一生懸命伝えようとしたのである。組長の説明で彼に聴力障害があることを知った課長は、Aに労いの言葉をかけることなく、憮然としてその場を去ったのであった。Aとしては、九死に一生を得た気持ちが残っただけで、課長がなぜ怒っているのか、課長がAの肩を押さなかったら、死にそこなうような思いをしなかったのだがと、混乱したような気持であった。

以来、ラインに巻き込まれそうになったときの恐怖が蘇り、眠ろうと思ったときに、突然、恐怖感に襲われるようになった。数日後、出社する気持ちにもなれず、元気もなく、憂うつとなり、上司の勧めにより、自ら彼女とともに心療内科を訪れたのである。

治療経過 Aは、筆談による初回の面接において、必死に自分の辛さを訴えていた。治療者に配慮してであろうが、不自由な発語で「ねー、なでふ」（眠れないです）、「きぼーは、うーふる」（気持ちは憂うつ）、「しほとに、いへあい」（仕事に行けない）と訴えたため、治療者は筆談で、「安全なお薬を出しますから、眠れるようになります」「７日から10日くらいで、気持ちが楽になります！」「必ず元気になります」「14日間、診断書で休みますか？」と伝えたところ、「ゆーひゅーはる」（有給がある）と答えたため、「しっかり休みましょう。休めばちゃんと仕事が出来るようになります！」と伝え、「彼女には説明しますか？」と確認したが、「ひあない」（いらない）と答えながら、彼女も聴力障害であることを伝えたのである。

治療者としては、言語での治療が困難であったため、出来る限りAの肩を抱き寄せたり、手を握って「必ず今晩は眠れます！」と強調したり、彼の顔から笑みを見るまで筆談と「触談」を続けたのである。

Aは、徐々に安心し、「あひあとー、あひあとー」（ありがとう、ありがとう）と繰り返し、最初は涙を流していたが、治療者が「男が泣いていたら彼女に笑われるよ！」と筆談したところ、大声で笑いだし、「ぼふ、ふえひー、へんへー、あひあとー」（僕、嬉しい。先生、ありがとう）と筆談なしで伝えてくれたのである。

治療者は、左手で彼の手を強く握りしめ、右手にペンを持ち、「よく眠ってよく休めば、必ず元気になりますよ！　今度までの間に何か質問があったら、携帯にメールを下さいね。いつでも、どんなことでも、かまいませんから、メールを下さいね！」と告げ、「彼女が心配しているから、ここへ呼んできます。すべてオーケーであると伝えましょう」と告げて、ドアの外の彼女を見れるようにするや、ＯＫサインを出して、「あひあとー、あひあとー」（ありがとう、ありがとう）と繰り返しながら彼女の所へ走りより、何か手話で話したようで、彼女の顔から笑いまで出て来たのであった。

治療者は、両手で2人を抱きしめ、ＯＫサインを出し、手を合わせ、頬につけ、「よく休みなさい」と伝え、2人はニコニコしながら帰って行ったのである。しかし、2週間分の薬を処方したにも拘わらず、10日目に来診したのであった。

驚いた治療者は、待合室で「具合悪いのですか？」と紙を渡すと、「薬なくても仕事できます。やめてもいいですか？」というメモが帰ってきたのである。治療者は、「もちろんですよ！　眠れれば気持ちが良ければ、すべてＯＫです」と伝え、「今日で治療は、終わりですね！　よかったですね。2人で仲良くしなさいね」とメモを渡すと、彼女の方は何か照れたように笑い、彼はムッとした顔をして、あたかも亭主関白であるように振る舞ったのである。

彼女が会計を済まし、彼は外で待ち、何度もお辞儀をしながら幸せそうに帰って行ったのである（彼の純粋な性格ゆえであろうか、初めから終わりまで課長のことは一切出なかった。ここに記載された経緯は、上司からの情報であり、事情を把握した上で彼と付き合ったのである)。

対策と考案 あえて聴力障害者であるケースをここに紹介したのには、幾つかの意図があったからである。まず今日、これだけ不景気な時勢において、「健康な社員がリストラをくらったり、派遣社員という安い給料で雇われる人たちが、次々と解雇されたりしている中で、なぜ身体障害者という1人前に働けもしない人間を雇っておくのか」という声を稀ならず聞く。答えは簡単で、大会社としては規模により、身障者を雇用しなければいけないという法律のもとに雇い入れがあり、その見返りとして会社側は、国家から身障者に支払う一定額の援助が受けられ、身障者が多ければ多いほど援助だけではなく優良企業として扱われ、資金援助も有利になるのである。

さらに、身障者の場合、会社側はそのハンディゆえにいつでも解雇できるという利点があるということを念頭に入れ、ケースAの「うつ」を考えて頂きたいのである。そのため、Aは健常社員以上の働きをしても、やっと健常社員の下に付く社員として認められているというのが現実なのである。しかし、彼の生来の性格ゆえ、生真面目で仕事熱心、周囲への配慮という好印象を持たれていたため、彼にとっては居心地の良い職場であったに違いない。

性格や仕事への取り組みに関しては、治療者との面談で容易に評価できた。付け加えるなら、彼はお人好しでもあった。言語での疎通性が困難な患者の場合、心と心の付き合いとなるのは必須条件である。これが十分に可能な人格の持ち主であった。

今回、彼が病むようになった最も中心的なきっかけは、全ての部下たちのことを周知し、統括し、生産性を上げるべき立場にあった課長の不注意が原因であったことは、今さら言うまでもない。しかし、ケースAは、終始、自己を責めるだけで、課長のことは一切、治療者に伝えなかった。全ての原因は、「自分の不注意であった」という意味のことを伝えただけであった。一つ間違えば、ラインの中に全身が挟まれ、命が助かったとしても車イス生活さえできない状態になっていたであろうような事故であったにも拘わらず、課長の件に関しては、沈黙を守ったのである。

その恐怖体験が脳裏から離れず、「もっと周りに注意を払っておればよかった」「この先、結婚しようと思っていたのに、事故を起こすような危険社員として解雇されたら、それも夢と消えてしまう。どうしたら良いのだろうか、取り返しのつかないことをやってしまった」と悩む形態は「うつ病」と同じなのである。だが、うつ病と異なるのは契機が突然の出来事であり、ある種の恐怖体験に始まり、「取り返しのつかないこと」を行ってしまったと悩みながらも、「将来、どうしたら良いのだろうか」と人生設計を十分に考えながら悩むところにある。

初診時には、よほどの情報がない限り、的確な診断を下すのは神様でもない限り困難であるのは、当然ではないだろうか。しかし、いずれにしても「気持ちが通じる」ところがうつ病との大きな違いなのだ。

また、「大うつ病」の場合は、未来に目を持っていくことはなく、全てが過去への思考となる。さらに数日間、不安なく眠れることが出来れば、通常であれば確実に回復する。ケースAにおいても、2週間の処方がムダになったくらいに早期に回復している。このような場合、治療者としては本人から、「もう健康になった。薬は飲んでいない」という通知があれば、即座に「良かったですね。残っている薬は、これからの人生で何かあったそのときに、飲んでもいいかどうか相談して下さい」と言えるし、「正式に治りましたね」と健康な人として扱うことが出来るということである。

間違っても、「君は治ったと思っているかもしれないけど、精神の病気はそんな甘いものではないよ。薬を飲み続けなさい」などと強制し、彼をうつ病に仕立てあげないことが肝要である。彼らのような身障者の場合、心の底に不安を持ち続けていることが多いため、何らかの異常を感じれば、すぐにでも診療を受けに来るはずである。無知な医師が、「まだ治っていないのだから、薬を飲み続けて通って来なさい。そうしないと上司に伝えますよ」と言ったばかりに、ただの薬物依存症に陥ったという例もあるくらいだ。いずこも同じで、会社の課長が無知であれば、医者も無知であることが稀ならず認められるのは世の習いなのであろう。

心的外傷後ストレス障害（PTSD）とは

この場合、診断基準からも明らかなように、一元的に語られる疾患ではありません。瞬時のストレスから長年にわたるストレスに至るまで、さまざまなストレスにより生ずる結果としての症状群なのです。例えるなら、突然の交通事故への遭遇、これは被害者、加害者を問わず可能性があります。また、阪神大震災のように広範囲にわたる震災でも生じます。

一人ひとりのトラウマには、それぞれかなりの大小、浅い、深いものがあり、今日なお重篤な「うつ」のみならず、心身の症状に病んでいる人もいることは、テレビなどの報道で明らかです。それゆえ、代表的な幾つかのケースを紹介する中で、この障害における「うつ」の検討を試みることにしましょう。まずは、最も身近な、あたかも軽症に見られるケースから紹介致しましょう。

■ケースA　24歳、女性、某大企業の下請け小企業営業職

診断　心的外傷後ストレス障害

性格　幼少時より明るい性格であり、自らも「お祭り少女」というくらい騒ぐのが好きであった。仕事熱心で上司からの評価も高く、社交的であり、彼女を頼りにする顧客も多かった。

経緯　担当の顧客と乗用車の後部座席にて、業務内容の説明をしながら現場への移動中の出来事であった。顧客は運転席の後部座席に、Ａは助手席の後部座席に座り、業務内容の説明を行っていた。車は、会社の方針により軽四輪であり、ベテランの先輩が運転をしていた。移動中はほとんどＡは、仕事に集中していながらも冗談を言いながら顧客に説明をしていた。顧客は、気分よく説明を聞き、現地に到着する前には十分に契約内容を理解していたようであった。Ａは説明を終わり、顧客は内容をよく理解して安堵した気持ちで現地に到着しようとしていた。

そのとき、背後から突き飛ばされたような大きな衝撃を感じ、顧客、Ａともどもフロントガラスまで飛んで行き、２人の座っていた後部座席は無くなってしまったように、ペシャンコになっていた（当時は、後部座席のシートベルト着用の義務はなかった）。顧客は、運転者の前に逆立ちになっており顔面は血だらけで、運転者も顔面が血だらけであるばかりか、手足が折れてしまっていた。Ａも全身が身動きできないくらいに、つぶされた状態になっていた。

それよりも何よりも、Ａの目に入って来たのは、凄惨な顧客と運転者の姿であった。Ａ自身は、幸いなるかな、かすり傷のみで身動きが取れないだけでほとんど怪我はなかったが、血だらけになり、折れるだけの骨が折れた２人の姿を見るに堪えられず、気を失ってしまった。再び、事故の陳述が出来ないほどの光景であったことがうかがわれる。
Aが意識を取り戻したのは、救急隊により搬送された先の病院の一室であった。一瞬、記憶喪失のような気がしたが、すぐに事故の光景が浮かんできてオイオイ泣き続け、誰が話しかけても、ただただ泣き続けるだけであった。以降も泣き続けるだけで、夜も眠らず、食事もとらず、3日間で5kg体重が減少してしまったため、心配した家族に付き添われ、心療内科受診となる。

治療経過　当初、やはり、どのような問いかけに対しても、ただただ泣き続けるだけで通常の会話はまったく成立しなかった。治療者が、「Aさんは『お祭りA』と言われていたのではないの？」と問いかけても、目を大きく開いて泣き続けていた。家族によると、「事故以来、目を開いたままで、閉じた姿を見たことがない」とのことであった。推測ではあるが、目を閉じると目に焼き付いた事故の光景が見えてくるのを避けるためのようであった。いずれにせよ、3日間一睡もしておらず泣き続けていたので、当然ながら意識水準の低下が予測された（外見的には目覚めているようでも、脳は半分以上働いておらず目覚めていない状態をいう。よく似た状態に、認知症の人が突然、夜中に起きだして、「お前が財布を盗んだのであろう。ちゃんと見てたのだから！」と言ったり、夕方になると「誰かが家に入ってきて悪さをしに来る」と言ったりして、戸締りを厳重にする行動に移るときとほぼ同様である）。

まずは、睡眠障害とうつに対してSSRIと入眠剤が処方されたところ、睡眠、疎通性ともきわめて良好になった。しかし、来院時は、自家用車を利用すれば10分足らずで到着するにも拘わらず、恐怖心ゆえいかなる自家用車にも乗れず、必ず電車でしかも1時間もかけて来院していた。心理面接の間中、どのような話題であっても泣きながら話していたが、内容的には理路整然としており、感情と理性のバランスの崩れとしてみられた。

当初、ロジャーズ派の心理療法士が約1年間、傾聴に傾聴を重ねるも一向に変化が認められないため、心理療法士の反対を押し切って医師の精神療法のときに、「分裂感情障害」として統合失調症用の非定型抗精神薬（オランザピン）が処方された（処方権は医師にあるが、ティーム医療では治療者同士が、お互いに配慮しながら治療に携わるゆえ、処方に当たっても、他の治療者の意見を尊重しながら行う）。

抗精神薬により、泣き続けるのは徐々に改善していった。しかし、記憶に残る事故の光景は減弱することはなく、家から外へ出かけるときもかなりの迷いが生じたり、一旦外へ出かけたときでも、車の通らない道を選んで歩いたり、また、追突してきた同型の大型車を見るたびに、恐怖のあまり立ちつくしたりすることが稀ならず観られた。今日、交互色彩分割法[脚注1]にて、非言語的交流[脚注2]を構築しつつあり、その中で、少しずつではあるが、外出が増えてきている。

（脚注1・2「交互色彩分割法」とは、患者と治療者が交互に画用紙をフェルトペンで分割し、両者の合意で分割された画用紙にクレヨンで塗っていく。全て塗り終わった抽象的作品を患者と治療者が「何に見えますかね」と話し合う。これにより互いの無意識の会話を行う。「非言語的交流」とは、言語を使わず互いで一つの作品を創りあげる中で交流を深めること。）

対策と考案　未だ治療終結に至ってはいないケースであり、心的外傷は治癒してはいない。身体的な外傷であれば、かなり以前に治癒しているはずだが、心に受けた外傷はその傷の大小や深さは、傷を受けた人により異なる。生活史や環境、性格、年齢などなど、さまざまな条件により異なってくるのである。

今回のケースAについては、生来、「お祭りA」と呼ばれるくらい、いかなる苦しいことがあっても、悲しいことがあっても、全てを笑いに変え、お祭りにしてしまうほどの人格・性格の持ち主であった。そのようなAが、「なぜ、ここまで深く、長期にわたる傷を負ってしまったのか」と疑問を持つ向きもあろうと思われる。しかしながら、Aの「お祭り」性は、これまでの情報では、常に他人を配慮しての「お祭り」であったことが推測されたのである。「あれほどの事故でありながら、自分の身体はすり傷程度であったのに、一番大事な顧客は大怪我をし、運転をかって出てくれた男性は、生涯、ビッコになってしまった」「取り返しのつかない事態を招いてしまった」と心で考えているとすると、容易には治癒に至らないことがうなずけるのではないだろうか。ともすれば、運転手をかって出てくれた男性が生きている限り、Aの病態は全快しないのではないだろうかと考えても矛盾はないと思われる。

彼女にとっては、周囲が「お祭り」に楽しく浸ることをもって、「お祭り」が成り立つと考えていたのではないか。彼女のこれまでの人生の中で、自らが「お祭りA」となって、周りの人たちがお祭りという、特別の世界に浸れるように生きてきたように感じられたのである。テレンバッハの言う、メランコリー性格でもなく、クレッチマーの循環性格（世話好き、社交的で趣味が広く、善良・親切・温厚などを基本特徴とする性格で、肥満型の体型である）でもない、彼女独特の性格である。

周囲がお祭りに浸り、これと同時に、自分もお祭りに浸りきるという性格であろうと思われる。今回の場合、周りはお祭りではなく、凄惨となってしまい、彼女も凄惨の中に浸りながら、そこから出ることが出来ない状況にいるように思える。心的外傷を受けた人たちへの均一的・画一的な対応は禁忌であるということを教えてくれたケースである。

繰り返すようではあるが、心的外傷のみならず身体的外傷においても、例え同じように見えても、一人ひとり全てが異なる外傷として受け止め、異なる反応を示すものと考えるべきである。当然ながら、個々、一人ひとり、異なった対応を要することになる。

子供が2人で歩いているときに、同時につまずき転んで怪我をしたとき、片方は泣き叫び、もう1人は何もなかったがごとく、ケロッとしている光景を見て、無知な親たちは泣いている方に駆け寄り、「あの子は泣いていないでしょ！　あなたも泣くんじゃないの！　2人とも同じ！　大したことのない怪我なんだから」となだめすかすことがある。心的外傷とは、まさにこの子供たちの例と同じであると考えてもよい。

状況も外傷も同じであっても、心の痛みも身体の痛みも、個によって全て異なるということだ。隣の子供は泣かなくても、本人は泣き叫ぶほどつらい。しかし、痛みの度合いを外見で知ろうとするのも浅薄な考えである。泣いている子供が痛くて、泣いていない子供は痛くはないと考えるほど単純ではない。泣いて痛みを放散しているのか、泣かずにじっと我慢しているのか、本人のみぞ知る。この状況を受容するには、個々の詳細な情報が必要となろう。

それゆえ、心的外傷後ストレス症候群は、外傷が存在するだけに、それだけ対応が困難なのである。「外傷を受けた個人に応じ、ありのままに状況を受け止め、個人と同じように外傷を共有し、同じように痛みも共有する」ことが基本的な対応策といえるのである。しかし、このようなことは、決して容易なことではないことを知ることが、より先決であることも了解いただきたいのである。

PTSDへの誤った判断

次に、心的外傷後ストレス症候群と誤った診断を下されたケースについて、紹介致しましょう。このケースは、著者が公開裁判において加害者側の精神鑑定書を医学的に論破した結果、「心的外傷後ストレス症候群ではない」との判決が出たケースです。記述の関係上、後で判明したことがらであっても、経時的に記述しました。

■ケースB　24歳、男性、某中企業事務職員、未婚

診断　心的外傷後ストレス症候群転じて→脳挫傷による跛行《はこう》（片足を引きずり、いわゆるビッコで歩くこと）・消極行動＝器質的脳障害による行動障害・思考力低下

性格　仕事は、生真面目に行い几帳面。上司よりミスを指摘されれば、徹底的に反論し、正当性が認められるまで抗議し続ける。反面、私的にはギャンブル好きで、退社後は夜中まで遊び歩き、休日にはあらゆるギャンブルに通っていた。

経緯　Bは、朝の出勤途上、横断歩道を自転車で走行中、猛スピードで走ってきた乗用車に跳

ねられ、路上に叩きつけられ、病院に運ばれ、「脳挫傷及び内臓破裂であろう」と診断され、緊急手術を受け、数ヵ月以上の間、意識不明のままベッドで過ごした。当初は、「内臓破裂に関しては手当が速かったため、片方の腎臓を失っただけで他の内臓は回復するでしょう。しかし、脳挫傷による意識の回復は、ほとんど困難でしょう」との医師の診断であった。

しかしながら、Bは、奇跡的に意識を回復し、さまざまなリハビリテーションを受けることが出来るようになった。そして、同時に彼は、乗用車の運転者から刑事責任と賠償責任を問われていることも知ったのである。

運転者は、「自分が車で走っていた方向の信号機は、確実に青であった。そこへ突然、Bが自転車で飛び出してきたのである。自分には、落ち度がないばかりか、Bは信号無視であり、刑事責任が問われるべきである」と訴えたばかりでなく、「自分は事故以来、車にぶつかってきたBが宙を舞い、道路に落ちてきた後の血だらけで、醜悪極まりない顔が浮かんできて、夜も眠れずうつうつとして、仕事をする気にもなれず精神科を訪れたところ、心的外傷後ストレス症候群であると診断され、治療を受けている。これらの原因は、全てBの法律違反にある。よって、Bは自分に対し、慰謝料と治療費を支払うべきである」ということであった。

しかし、Bには、この訴えを理解するだけの脳の機能は欠損してしまっており、代理人として弁護士が、情報量の少ないまま法廷に立つことになった。

判決は、「万に一つ、Bが信号を無視して飛び出したとしても、乗用車の運転者が安全な法定速度で前方を確認しておれば、事故は起きなかった。全ての始まりは運転者の過失にある。自己の過失によるBの姿を見た運転者が、精神的に事故の責任を負いきれず、心的外傷後ストレス症候群となったとするのは、例えるなら、他殺に失敗した人間が被害者の凄惨な容姿を見て心的外傷後ストレス症候群に罹患すると同様である。よって、Bの過失については、疑わしきは罰せずの法的原則にのっとり、責任を問われることはない。それゆえ、Bには一切の賠償責任は見当たらない」ということになったのである。

他罰傾向の著しい運転者は、判決が納得できず控訴を試みたが、棄却され一審判決が確定したのである。

ところでBは、この裁判の間、自分に対しての民事訴訟が行われていることなど考えるゆとりも記憶もなく、残った脳の機能を可能な限り回復し、活動するための訓練を行っていた。すでに、Bの脳は、脳挫傷により人間的な感情、喜怒哀楽を司る脳の部位も広範囲に破壊されており、自らの現状を悲しむという感情さえ失われていた。障害を負った足で手も不自由となりながらも、リハビリには勤しんでいた。

しかし、このような生活状況の記載してある裁判記録の内容を聴いた運転者側から、Bの精神鑑定の申し出があり、鑑定医は深くBと付き合うことなく、「心的外傷後ストレス症候群」

と鑑定したのである。さらに、鑑定医は、「ヒステリー傾向を認めるため、足の症状は詐病である」と鑑定したのであった。確かに、脊髄損傷はなく、四肢への末梢神経の損傷は認められなかった。

そこで、Bの代理人から著者のところへ「鑑定書の鑑定」が依頼されたのである。著者の鑑定結果は明らかで、「すでに、ペンフィールドの発見した、身体各部を司る脳が挫傷にて損傷しているため、いかに脊髄損傷が認められなくても、大脳損傷により四肢への正常な神経伝達が障害されているため、四肢の不自由な症状は推測の域を脱しており、被告の跛行は大脳の器質的損傷によるものと断定できる」と反鑑定を下した（事実、脳外科医ペンフィールドは、大脳が全身の各器官、各部を支配していることを実証している）。

法廷では、この鑑定が認められ、「運転者には、まったく反省の意思が認められない」ということで、Aに対してさらに多くの支払いが命じられた。同時にBは、一転して「心的外傷後ストレス症候群・ヒステリー」から、「脳挫傷による跛行・思考能力はほとんど認められない」として判断されたのである。以降Bは、今なお、医療法上3カ月が限度であるリハビリテーションを受けるため、転々と医療機関を替え治療を続けている。まったく社会復帰の目途は立っていない。それよりも何よりも、未だBは、心的外傷後ストレス障害に陥ることさえ出来ないだけでなく、意志もなく、学習能力もなく、感情も表現されない状態でありながら、まさに機械的にリハビリテーションによる、四肢の運動機能回復に勤しんでいる。

対策と考案　このケースでは、心あるいは大脳の働きが損傷されていない限りにおいて、初めて、「心的外傷後ストレス障害」は病むことができると推測されるということを明らかにしてくれた（ペンフィールドは、「脳の働きと心とは異なる」と主張している）。

反面、大脳の広範囲損傷でありながらも、「心的外傷後ストレス障害」と診断する精神科医の存在も明らかになった。このように、今日の医療レベルの貧困さを露呈したケースであったが、まずは、選択権のある患者側から、安心できる医師を選択すべきであることも明らかになった次第である。今回のように、患者側から強く依頼されたとしても、明らかに大脳が広範囲に損傷しているにも拘わらず、「心的外傷後ストレス障害」と鑑定する医師とは何物なのか？お目にかかりたいくらいだ。もちろんこの鑑定が、大学病院の精神科で行われたことは言うまでもない。

大学教授であれ、有名な「ペンフィールドの論文」は、医学生のときに初歩的課題として習得しているはずだ。なぜかような鑑定結果を出したのか、未だに不明のままなのである。下司の勘ぐりをするなら、この鑑定書が記されるにあたって、何らかの金銭が動いたことが推測されるくらいである。もっとも、「専門家ほど専門医学を勉強していない」と言われると、納得してしまいそうである。もし、金銭も動かず、専門家である教授が動かぬ証拠として先のような結論を出すほどの根拠を持っていると信じていたとすれば、この鑑定医は職を辞すべきであるほどの無知無能と「鑑定！」できる。

加害者の存在するＰＴＳＤ

次は、心的外傷後ストレス症候群としては、稀ならず見られるケースでありながら、ケースＢと同じく、患者の「うつ」を治療するには、信じられない出来事が関与するということを知らしめてくれた事例であります。

■ケースＣ　35歳、某大企業派遣社員

診断　心的外傷後ストレス障害

性格　内向的で争いは好まず、仕事熱心、非社交的

経緯　ある日、交通事故に遭い、骨折・打撲などの怪我をして整形外科に搬送された。打撲は、早期に治癒に至り、骨折も通常の期間で治癒と判断されるに至った。しかし、整形外科に通院

中、ほとんど話さず、憂うつそうに見られるようになったため、整形外科医は心療内科への依頼を考え、その旨、事故の加害者加入の保険会社に連絡した。即刻、保険会社より某心療内科に、「明日、精神的に問題を抱えた患者が貴院を受診するが、患者のうつ状態は事故によるものと考えられるため、診療費用は全て加害者加入の当保険会社が支払うので、本人には一切の費用を請求しないでほしい。診療費用の請求書式は、数日中に送付する」との連絡が入り、予約通り整形外科よりの紹介状を携えて受診してきた。

初診時には、「大うつ病」の診断基準のほとんどの項目が該当するくらい、重篤なうつ状態であった。対応は丁寧ではあったが、表情はなく、どのような質問にも細々とした声でポツリポツリと答え、これまでの経緯を知ることも出来ず、紹介医の情報により「交通事故に遭って以来、徐々にうつ状態を認めるようになった」という表層的な経緯しか知ることが出来ないまま、確実に心的外傷後ストレス症候群による「うつ」であると診断された。そのため、抗うつ剤として、SSRIが処方され、著しい不安が予測されたため、抗不安剤、不眠が続いているとのことであったので、比較的軽い入眠剤も同時に処方された。

さらに、医師の精神療法では、20分程度という時間的にも限界を認めたため、来院時ごとに心理療法士による、深層心理への心理カウンセリング・心理テストも併用されることになった（この点が「大うつ病」と異なる。うつに陥った心的外傷後ストレス症候群の場合、性格の状況が刻々と変化して行くことが多く、加害者への感情を抑圧したり、さらに、突然の休業になったゆえの予測不能な感情や行動が認められたりするため、このように万全を期す必要がある)。

徐々にではあるが、Cのうつは改善に向かうようになっていた。しかし、派遣社員であったため、突如、解雇を告げられ、将来はもとより、これを告げられた日からの生活にも困ることになった。加害者側の保険会社からの休業補償は、解雇とともに打ち切られ、少ない貯蓄での生活となった。未だ作業意欲の見られない状況であったため、Cはただただ悲嘆に暮れるだけであった。

他方、診療所には保険会社からの支払いが、まったくされなかったのである。実のところ、その保険会社は、その県の医師会の保険業務全てを請け負っており、加害者は被害者を告訴しているとのことであった。すでに半年以上も経ていたのに、突然、保険会社から心療内科に対して、「係争中であるゆえ、Cの診療費用はCに対して全額自費としてほしい」との連絡を受けたのである。Cの受けた診療費用は、Cにとってはその日の暮らしさえままならないのに、とても支払える金額ではなくなっていた。

事故当初、加害者側からは、「全ての治療費を支払う」との連絡を受けて診療を行ったため、「保険会社からの、突然の不払い宣告があったので自由診療にします」など、診療所としては告げることも出来なかった。もちろん、法的にも診療契約違反になる。県医師会の全ての保険業務を請け負いながら、契約違反をしながらの不払い行為。その理由が、「加害者側が被害者を告訴しているとのことであった」。

困ったのは、被害者と彼の診療を請け負った心療内科である。数ヵ月間、保険会社に対してCの診療費用を支払うように要求しても、ただただ、言い訳をするだけであった。さらに、その間に心療内科医に対して、加害者側の保険会社から「病状固定との診断をしてほしい」との申し入れがあったのである。医学的に見ても、治療を進めている最中の1年や2年で心的外傷後ストレス症候群の患者に対して、「病状固定」の診断書を要求するなど、法的に見るまでもなく社会常識的に不合理極まりなかったのである。県医師会の全保険業務を請け負う保険会社が、理由もなくこのような行動を取るわけがないと考えられた。

心療内科としては、無償診療を行うわけにもいかず、自由診療も不可能であり、初診時に遡って保険診療に切り替えるなど法的に許されることでもなく、いかんともしがたい状況で、保険会社に期待の出来ない支払い請求を行いながら、Cの診療を続けざるを得ない状況にある。

このような状況をCに伝えるなど、医師としては心的外傷後ストレス症候群を悪化させるだけであり、県医師会に頼らざるを得ないのではないかと考えているという。

対策と考案 本来、良く見られる心的外傷後ストレス症候群のケースではあるが、想像に想像を重ねて行くと、どうも加害者は、県医師会と極めて親密な関係にあると思われる。しかも、心療内科に対して支払いを拒否し、さらには、「病状固定」の診断書を要求してくるところから見ても、よほどの「大物」であり「名誉ある人物」が加害者となったため、このような姑息な手段を講じて、被害者のみならず被害者の診療を引き受けた心療内科医に対しても、理不尽な行為を行うに至っていると思われる。

すでに、このような状況においては、患者Cの存在など全面的に無視されていることは明らかである。初診当初から、被害者であるCの口からほとんど事故の詳細が語られず、保険会社からも何らの情報も得られなかったことが、良く納得できるのである。ここで加害者の詳細を詮索するつもりはないが、これ以降、心療内科医としては、どのようにCとの医学的付き合いを続けて行くかに、苦慮しているところである。心的外傷後ストレス症候群でありながらも、心的外傷後ストレスを積み上げられているケースである。このケースで最も不思議な現象は、「なぜ、その県医師会が何らの動きを示さないか」「あるいは、動きすぎているのか」ということだ。

よくある心的外傷後ストレス症候群と言えども、外傷を与えた相手によって被害者は、人生まで狂わされてしまったケースでもある。いずれにしても、この不景気な時期において職も奪われ、働く気力も奪われ、いかんともしがたい状況にまで追い詰められたケースではあるが、かなりの部分で理不尽さを感じるのは、著者だけであろうか。

実に、どこにでも見られる「心的外傷後ストレス症候群」でありながらも、かなり特殊なケースではないかと思われる３例を紹介致しました。この「特殊」と感じられるのは、現実の心的外傷後ストレス症候群には、「必ず相手がいる」ということを忘れてはならないということでしょう。

阪神大震災のごとく、あたかも天災とみられる事故であっても、元をたどれば、「列島改造論」に始まり、従前は「日本は地震国であるゆえ、東京の日銀ビル以上の高さの建物は、絶対不向きであり、過去の大震災がこれを証明している」と専門家の間では、それらの「事故」は常識となっていたことです（１９４０年代から１９５０年代の小学校の教科書には、「日本の特殊性」として記してありました）。

それにも拘わらず、「経済優先論」が先行し、技術も高度になり、「今日の建築技術は、いかなる地震にも耐えうるようになった」とまったく虚構の啓蒙を行い、暴利を得たのは当時の宰相の腰ぎんちゃくである、ビル建築・建設・道路建設企業であったことを知る人は多いはずです。そのときにはすでに、阪神大震災の予測は立っており、ただ庶民に知らされなかっただけではないでしょうか。そのようなときに、「ロッキード事件」で列島改造論はうやむやになり、高層ビルの建設の歴史だけが勝手に進んでいったのです（当時より、高層ビルの危険性に関して強力に警告を発していた専門家も、「反政治的発言」としてもみ消されていました）。

今日の技術水準であっても、日本においては高層ビルは、禁忌と考える専門家もいるくらいです。しかし、ビル建設や道路建設に依拠する宰相や国会議員、官僚の多い中で、これを止めることが実に困難であることは、またまた歴史が証明しています。この阪神大震災による身体的外傷の後遺症に病む人たち、心的外傷後ストレス症候群の人たちの多いことを考えると、高層ビル建設や高層の道路建設を進めるなど、人間の行う行為とは考えられないのではないでしょうか。しかし、現実は事実をみるとおりです。

このように、阪神大震災でさえ人災と考えられるのですから、まして他の災害には全て加害者が存在すると言ってよいでしょう。それゆえ、被害者となり、心的外傷後ストレス症候群となった人たちは、確実に心の底では相手に対する「恨みの感情」を持っていても不思議ではありません。しかも、その感情が解放され得ないものであるために、心的外傷後ストレス症候群は、長期にわたることが多いのです。これらを念頭に入れ、心的外傷後ストレス症候群の「うつ」に対応すべきでしょう。

この心的外傷後ストレス症候群の人たちは、決して「境界型人格障害」の人たちのように、「悪いことは全て他人のせいである」と考えているわけではありません。むしろ、自己を責め、それゆえ起きてしまった事故を何とか受け止めようとする努力をしています。心的外傷後ストレス症候群の人たちには、まずは、抑えつけられた恨みの感情を解放するところから始められなければならないのではないでしょうか。

パニック障害による「うつ」

第1章で紹介しましたように、この症状はパニック発作が続き、外へ出ると病院の看板ばかり探すほど、「また発作が起きたらどうしよう」という生活を繰り返す中で外へも出られなくなり、うつうつとした生活を過ごすようになります。

同時に、パニック障害に悩まされる人たちには、「うつ傾向」が当初より潜在していることが多いようです。「パニック障害に罹患する人たちの75%に『性交渉の欠如』が認められる」と主張する人もいます（「発作が起きるには、それなりの生理的発作、すなわち性交渉の欠如が関与していると推測される。怒りの抑圧による喘息発作、全身の酷使による心臓発作、その他、様々な病態が『発作』と規定されている」木村敏『てんかんの人間学』参考文献7）。

人間学的には、当然、存在するはずの性交渉の欠如を認めるということは、夫婦間においてあるいは男女の間において、何らかの「うつうつ」とした関係が続いていることが推測されるという主張も無視は出来ません。しかし、この意見は未だ一般的にはなっていませんので、「特殊」とするのが妥当かもしれません。もちろん、パニック障害の全ての原因を性交渉の欠如に求めるわけではありません。これらの事柄も一つの考えとして念頭に入れながら、ケースを紹介することに致します。

■ケースA　37歳、女性、主婦・パートタイマー（3児をもうける）

診断　パニック障害によるうつ病

性格　人付き合いは表面的、周囲には気を使う。趣味はなく、あえて言えば仕事が趣味か。争いごとは好まない。しかし、正しいことは主張する。

経緯　23歳で幼なじみであった夫と結婚し、男児（長男と末子）・女児をもうけた。大手自動車メーカーのライン作業員である夫は、もとより仕事熱心であり、毎日、残業の連続であった。酒好きの夫は、疲れて帰ってくるため夕食には工夫の毎日であったが、それが当たり前として苦になることもなかった。子供たちの成長に伴い、躾や教育には出来る限りの努力をし夫も昼夜交代勤務であったが、昼の勤務のときなどはAには協力的であった。近所づきあいも通常であり、周囲から悪く言われることなど一度もなかった。どこにでもある一般的な家庭であった。

子供の成長するにつれ、夫の収入だけでは塾通いもさせてやれなかったため、パートタイマーとしてスーパーマーケットに働きに出ることになった。そうなれば、責任が重くなる代わりに時給もアップし、レジ係を受け持つことになった。Aの仕事熱心ぶりは上司にも認められ、仕事へのやりがいが出てきていた。上司や他の社員たちとの歓談の機会も増え、毎日の仕事が楽しみになっていた。ちょうど、職場のリクレーションとして映画を観賞することになった。

もとよりAは、閉じ込められた感じのするところ、次の停車駅までの長い新幹線、地下道、そして高速道路などは苦手であり、喜び勇む他の社員の中でAは1人、不安を持っていた。案の定、映画が始まり、クライマックスを迎えた頃から、胸の痛みを伴う動悸、息切れ、空気が少なくなるような呼吸困難などを感じたため、席を立って外へ出ようとしたときに、手足がしびれ歩けなくなり、しゃがみ込んでしまった。これを見た社員たちは驚き、即刻、119番へ通報して救急車に乗せられ、救急指定病院へ搬送され、診療を受けたのである。

病院では、直ちに点滴を受け、同時に心電図、胸部CTスキャン、胸部エコーなどの検査を受けた。診療に当たった医師より、「神経だよ、どの検査結果を見ても何にも異常がないから。気のせいだと思う。気を楽にしておれば治るから」と告げられたのである。

彼女は医師の診断を信じ、なるべく「気を楽にするように」努力した。そのうち、映画館での出来事も忘れたかのようであった。しかし、ある夜11時頃、突然、心臓が破裂するくらいに拍動が早くなり、呼吸は激しく全身が硬直し、苦しくなり誰もいなかったため、自ら119番へ通報し、救急車を呼んだのであった。

以前と同じ救急指定病院に運ばれたとき、「また貴女ですか。何にもないと言ったでしょ、神経だから気を楽にするようにと教えたでしょ」とすげなく診療を断られ、他の救急指定病院への搬送を依頼しようとしたが、医師からは「どこへ行っても同じなのだから。どこも悪くないの！　神経なの！」と告げられ、致し方なく全身のしびれをおしてタクシーを呼び、他の病院を訪れたのである。

そこでも前と同じように点滴をされ、心電図、胸部CTスキャン、胸部エコーなどの検査を受けた。結果は同じで、「神経でしょうね。ストレスがたまっているのではないですか？　なるべくストレスをためないようにすれば治りますよ」と告げられ、そのまま帰されたのである。

翌日も同様に苦しくなり救急車を呼んだが、救急隊からは「昨日の人でしょ、救急車をタクシー代わりに使わないでください」と断られてしまった。呼吸は荒くなる一方で、手足のしびれから全身のしびれと広がっていった。

ちょうど帰宅した夫の車に乗り、今度は隣町の救急指定病院を訪れたが、今度は口にビニール袋をあてられ、「これを口にあて続けて待合室で待っていなさい」と看護師に指示され、待つこと2時間、ようやく「Aさん、診察室へ」と呼ばれ、医師の診察を受けることになった。

医師は、「貴女の病気は精神科の病気です。紹介状を書きますから、明日にでも受診して下さい」と言われ、紹介状を渡された。

Aは、「私は精神なんて病んでいない、精神病じゃない。頭がおかしいなんて言われる筋合いはないはず」と夫にも告げ、精神科には受診しなかった。しかし、発作のような状態は、毎日起きるようになり、その都度教えられたビニール袋を口にしていた。一時的には、改善したものの、「いつ、また、同じようになるか」と思うと、仕事にも出られなくなってしまった。

夕食の買い物に出たときも、突然、息苦しくなり、トイレに駆け込み、ビニール袋を口にしたりして毎日をしのいでいた。同じ不安な毎日を過ごすうちに家からも出たくなくなり、何をする気力も薄らいでいった。夜は眠りすぎるくらいに睡眠を取るようになり、目が覚めると呼吸が苦しくなるという日々が続いていた。

「こんなに眠るなんて脳の病気かもしれない」と今度は脳外科を訪れ、脳のCTスキャン、MRIの検査を受けるも、医師からは「何ら異常が見られません、うつ病でしょう。紹介状を書きますから、精神科へ受診して下さい」と告げられた。ちょうど、毎日の通勤の途上にあった「心療内科」の看板を見つけ、「心療内科でも診てもらえるかもしれない」と門をくぐったのである。

治療経過　その心療内科では予約制を取っていたのだが、「毎日、苦しくて苦しくて、どうしようもないのです」と訴えたところ、「ちょうどキャンセルがありますので、その時間まで少しお話をお聞きしましょう」と約1時間ばかりの問診を受け、さらに2時間待っていたところへ「Aさんですね。診察室へお入り下さい」と直接、医師から呼ばれた。Aは、「医者から直接呼ばれるなんて、何か特別なことでもあるのだろうか」と不安になっていた。

医師は、一礼して「とんでもなく長い間、お待たせして申し訳ありませんでした」と詫び、自己紹介し「長い間、大変なご苦労をなさってこられたのですね。苦しい思いをされ、治療を受けられることもなく、長かったでしょう。大体のお話は先ほどお聞きしましたが、最初にお話しておきましょう。必ず楽になります。そして、いつしか必ず治りますのでご安心下さい」と告げられた。

Aは、「先ほどの問診がもう医師に伝わっていたのか」と予診の内容を思い起こしていたのである。さらに医師は、「ご自身の病んでおられる状態の辛さは、尿にさえ出ています。専門的には、アセトンという物質ですが、精神的に神経的にお疲れのときや、不安の強い方に見られる物質です。それと先ほどのアンケートは、うつ傾向や不安傾向を教えていただくものですが、だいぶ大変な思いをされていらっしゃいますね」と言われるとともに、Aは込み上げてくるような感情を抑えきれずに涙が流れてきたのである。

医師は、「よほど辛かったのでしょうね。本当に申し訳なく思っております。今までのことに対してのお詫びと言っては申し訳ありませんが、安全で依存性の少ないお薬でまずお試しいただけませんでしょうか。そして、これまでのことも含めて、いろいろストレスがたまっておられるかも知れませんので、心理カウンセラーをお付け致しましょう。よろしければ、毎回の診察をお待ちの間に、心理カウンセラーとお話し下さい」と今後の治療について大体の説明がなされた。

薬は、SSRIと抗不安剤フルトプラゼパムの2種類が処方され、医師より詳細な説明がなされた。それゆえ、薬を飲む前からかなり不安感は減弱していた。Aは、自らの病態の診断名聴くのも忘れていた。

医師は、「大体の推測でしかありませんが、ご自身はパニック障害を患われ、その不安な状態が長期にわたったための『うつ状態』と思われます。パニック障害と言いますのが、ご自身が体験された発作のような状態であり、『パニック発作』と言います。一度、この発作が起きますと、また起きるのではないかという不安に見舞われるため、その不安がさらに発作を引き起こします。悪循環の始まりですね。この悪循環を止めることが先決と考えられます。薬はその役目も持っております。しかし、ご自身のように不安が長く続きますと、消極的になられ、ついには今のように軽症うつ状態となられたのでしょう。いずれにしましても、薬との相性もありますし、それによって効果の有無も明らかになりますので、それまでの間、不安になられたらいつなりともご連絡いただきたいと思います」と告げられ、帰路に着いた。

以降、定期的通院により1年を経た今日、電車にも乗れなくなっていたAであったが、空路沖縄まで遊びに行って来られたとのことで大喜びであった。薬だけは生涯飲み続けると言いながらも、14日分の薬は1カ月も後に処方を求めるようになり、1カ月分の処方は3カ月も持つようになっている。

つくられる「医原性うつ」

対策と考案　ここで、未だ明らかになっていない、「パニック障害」の原因について論じる必要はないと思われるため、初回のパニック発作以来、「うつ」に至るまでについての検討を試みてみよう。

まず、誰であれ、初回のパニック発作を体験したときは、その苦しさゆえにあわてふためき、「このまま死んでしまうのではないか」「何とか早く医者にかからないと」と感じるのは、実に自然ななりゆきと思われる。もちろん、このような患者を受けた救急指定病院では、万に一つの可能性を考え、ありとあらゆる検査を行うというのも若干ではあるが、納得できないわけではない。

ただし救急医は、「パニック発作」を見て、まずは本人の状況の把握を行うべきであったと考えられる。血管確保のための点滴は良く了解できるのだが、素人としてはまずは、本人の訴えを聴いてほしかったと思われる。呼吸が浅く荒い場合は、身体各部のしびれの有無を聞けるはずではないか。なぜなら、本人が訴えていたからだ。同時に血液の酸素濃度を知るのは、いかなる疾患であったとしても第一になされることである。命にかかわる場合は、血液の酸素濃度の高低の確認が重要になってくるはずである。低い場合は、即刻、酸素吸入のための気管挿管、高い場合は「過換気」（過呼吸）と診断される。

救急での初歩的・基本的な対応に誤りがあったと思われるのである。目を見て、顔を見て、同時に脈と聴診器での診察は、ほぼ同時に行えることが可能であるはずである。医師であれば、この段階でほぼ、ある程度の診断が可能である。決して、精神科・心療内科の専門医である必要はない。さらに、胸部ＣＴスキャン、胸部エコーなどの検査を緊急で行う必要があったのかどうか。これについては、その担当医に確認しないと判明しないだろうが、ＣＴスキャンに限定するなら大量の被爆があり、検査としてはあまりにも安易に使用されている。

一般内科医であれば、「パニック障害」を知らぬはずはないほどマスコミでも有名になっている疾患だ。これを「神経だから……」とそのまま放置するように告げる医師の対応には、深い疑問を持たざるを得ない。

神経・精神の関与する疾患が、今日の医学・医療の中で最も治療が困難であることを認識していない医師の無知・無神経さ加減が、結果として、早期に患者の苦痛が軽減されるのを阻んだばかりか、長期化させ、「うつ」にまで至らせたのではないだろうか。このケースにおける「うつ」に限定するなら、明らかに「医原性うつ」と言える（医療により引き起こされた病気を「医原性疾患」という）。

いずれの専門医であっても、一度、「神経からの病気である」「ストレス性の病気である」と患者に告げた場合は、未だ差別意識の強い本邦においては患者に対しては、丁寧に気配りを怠らず、即日でも精神の専門医を訪れることが出来るような配慮を行った上で、然るべき専門医に紹介すべきではないか。このケースのように、あたかも「器質的な所見のない病態は、ゴミ箱に捨てるように神経から来ている、精神科へ行きなさい」と言わんばかりの対応を行った場合、まずは医師としての資質が問われることとなるだろう。

言うまでもなく、「人間の全ての存在は、脳・神経に依存している」ということ、言いかえれば「人間は、脳・神経が健康に働いているからこそ、健康な生活が出来る」のである。医学・医療のイロハである。

まだまだ先端医療機器依存症の、「無神経医者」が横行しているのかと考えると、日本の医学・医療が欧米のレベルにたどり着くには、相当の年月がかかりそうだ。まして、ユダヤの人たちのレベルに達するなど、到底考えられない。医学・医療の発達途上国と言えるだろう。救急医療施設に精神科医を常駐させている大学病院などは、本邦では最高峰の医療機関として絶賛されるべきではないか。

ともあれ、原因不明の疾患を探すと、精神・神経疾患が統計も取れないくらいに一番多いと言われている。だが、医師の無知でわからない疾患を全て精神・神経に原因を求め、しかも、然るべき対応もせずに追い返すのは、ある種の犯罪とも言えるのではないか。

双極性障害（躁うつ病）の「うつ」

双極性障害というのは、冒頭でも紹介致しました通り、従来の躁うつ病そのもののことです。意外と躁うつ病とうつ病の違いを知る人たちが少ないと思いましたので、ここに双極性障害の代表的なケースを紹介致しましょう。

「大うつ病」とは、まったく異なった疾患として定義されているのが、双極性障害（躁うつ病）の「うつ」です。そして、意外と知られていないのが、双極性障害の人たちが大発見を行ったり、大事業を行ったりするのが、躁状態のときであるということです。

本邦で、初の24時間営業のスーパーマーケットを創設した人についても、あまり知られていないようなのでここに紹介致しましょう。

■ケースA　42歳、男性、事業家

診断　双極性障害

性格　社交的、世話好き、わがまま、多彩な趣味を持つ、気分屋、どんなことでもやりっ放し（いろいろと手を出すが、途中で他人に任せっきりとなる）。

経緯　幼少時より、比較的甘やかされて育ったためか、周りからは「わがままである」と言われている割には、いつも人を惹きつける独特の魅力があり、友人には事欠かなかった。大学卒業後、郷里に帰り、喫茶店に就職し、2年後には独立して貸しビル5階で喫茶店を開店した。「遠くまで見渡せる喫茶店」として有名になり、5年の間に3店舗を開店した。全てに特徴があり、第2店舗は「湖の見える喫茶店」、第3店舗は「富士山の見える喫茶店」であった。

全てはAの閃きであり、売上は通常の喫茶店とは比べものにならないほどであった。しかし、喫茶店の経営は、全て彼の片腕と言われる友人に任せ、Aは当時では少なかったスナックと合体したマージャン荘を開店し、通常は3年はかかると言われていた経営も1年で軌道に乗せ、偶然、客として来た女性と結婚し、そのまま彼女にマージャン荘を任せ、次の事業を興そうと寝ないで考えていた。

3日間眠ることなく考えていたところ、「毎日、眠らないスーパー」を閃き、ついに首都にもない、日本で初の「24時間営業のスーパーマーケット」を開店した。県では、第1の産業都市であり、さまざまな業種の客が来店するばかりか、隣の県からの来客も増え、一躍大実業家となったのである。

彼の生活と言えば、何かに取りつかれたように考え始めると、3日間一睡もしないことも稀ではなかった。反面、事業が軌道にのり始めると、あっさりと友人に任せっきりとなっていた。しかし、今回の「24時間営業のスーパーマーケット」は、任せっきりともいかず、自らも営業活動や宣伝活動に奔走したのである。思いつけば、すぐに売れっ子テレビタレントの事務所に電話を入れ、若手の歌手にコマーシャル出演を依頼したりしていた。

収入も膨大になれば、支出も膨大であった。突然、店内にタレントを呼び、「1週間の半額セール」を行わせ、テレビ・新聞・週刊誌などの記者に取材させたりと、誰もが考えもつかないことをやり遂げていた。「金を出さなければ金は儲からない」という彼の事業哲学通り、利益は伸びる一方であった。もちろんAは、閃いたことを実行するために、方々駆け巡って交渉を成立させるだけであり、経理などは全て片腕と呼ばれていた友人に任せっきりであった。

しかし、その片腕と思っていた友人から、突然、「社長を解任する」と言われたのである。Aは、「何を馬鹿なことを言ってるのだ。これまで創り上げたのは、全てオレなのだから」と言い返したのであったが、妻の名義であるマージャン荘を残し、全ての事業の資産は彼が片腕と信じていた友人と、友人の親戚の名義になっていたのである。

突然、ただの一個人となったAは、立ったまま気を失ったようになり、一言も喋ることが出来なくなり、茫然とした日が続いたため、彼の愛車である最高級の英国車に乗せられ、精神科を受診したのである。診断は、「双極性障害のうつ状態」として告げられたが、Aにはまったく伝わらず、妻の依頼で入院となった。

治療経過　あまりにも著しいうつ状態であったため、服薬も出来なかったので抗うつ薬の点滴を受けることになった。かなり長期にわたって心身ともども酷使してきたため、容易には改善せず、通常7回の点滴が1単位であったが、3単位も続けざるを得なかった。服薬する意欲はもとより、食事も取る意欲がなく、眠りも浅く、トイレへ行くのがやっとであった。ほとんど喋ることなく、周囲に人が近づくことさえ嫌い、1人で過ごしていた。点滴も3単位が限度であるという判断のもとに、通常容量の3倍の抗うつ薬が処方され、睡眠を取るための薬剤も最も強力な向精神薬が処方された。

その結果ゆえかは不明であるが、入院後2カ月が過ぎようとしたある日、Aは突然、元気さを取り戻したのであった。一般的には、双極性障害（躁状態）の改善途上に自殺などが見られるのであり、厳重な注意が必要であったが、彼の場合、病棟内の公衆電話はA専属であるかのように、朝から晩まで電話をかけ続けるようになった。電話をかけているとき以外は、病棟内を歩き回り、1人で喋り続けていた。

若い医師などは、「Aさんは、幻聴があるのではないでしょうか。1人で喋り続けていますが」と主治医に申し出るくらいであった。実のところ、躁状態になり閃きが出続けており、これを実行するための案を独り言を発しながら考えていたのである。急きょ、抗うつ剤は減量され、抗躁剤に処方転換されたのであった。しかし、一度躁状態になると一向に平穏になることがなく、さらに強力な向精神薬を処方されても数時間しか眠らないで考え続けていた。方々に電話をかけ続けてはいたが、妻の経営するマージャン荘を残し、一度全財産を失った彼に協力する銀行もなく、闇金融からでさえも避けられたのであった。

積極的な精神療法やカウンセリングが行われ、「うつ」への移行は認められず、経過観察期間を含め、5カ月で退院となった。退院を出迎えに来たのは彼の妻だけであり、タクシー代も節約し、自転車を持参したのである。2人は、中古の自転車で自宅へ戻って行ったのであった。

主治医は、「入院してきたときは、僕らにとっては豪華な家が建つくらいの高価な車で来たのに、退院のときは中古自転車とは、人生、わからないものだな」と1人つぶやいていた。以降、定期的に通院し、妻と2人でマージャン荘を切り盛りしているという。とても43歳になったとは思えないくらいで、あたかも70歳近くの老人のように見られた（この当時は、抗躁剤といわれるリチウム製剤は、認可されていなかった）。

対策と考案　元気なときは、とてつもなく大きな事業を成し遂げ、しかも成功することは多いのだが、疲弊しきった彼には、「うつ」が待っているだけであった。本来、双極性障害の場合、必ずしも規則性をもって躁状態とうつ状態を繰り返すことは多くなく、むしろ、患者のエネルギーに応じて躁状態が続き、消耗しきったときに「人生の失敗」が原因であるかのように「うつ」になることが多いようである。比較的、薬物療法に反応しにくいため、双極性障害の場合、「うつ」の予防策が功を奏することが多い。元気はつらつで眠らないで活動をし始めたら、要注意だ。

「やりたい仕事や事柄も多いでしょうが、ぜひとも、半分とは言いません。3分の1だけでも減らされた方がよろしいでしょう」と本人の最も信頼する、しかも、常に付き合える他人からの助言が必要となるのである。いかに信用していようが、妻からの助言に耳を貸すことはほとんどなく、夫に助言し続けるため、かえって妻の方がうつ状態に陥ることが多い。
一般に、夫は双極性障害、妻の多くは「大うつ病」であることが経験的に明らかになっている。統計的には、「大うつ病」に比べ、双極性障害そのものが少ないため明確ではないが、著者の統計では、夫が単独で双極性障害である場合が11%であり、夫が双極性障害で妻が「大うつ病」が68%、夫と妻とも双極性障害が21%と、若干の驚きを感じざるを得ない結果が出ている。

ここでのケースAは、長期にわたる躁状態が続いた結果、うつ状態に、しかも重篤な「うつ」となったのですが、一般的には、日頃大人しい、目立たない社員が突然、上司や同僚に対して口のきき方が横柄になったり、あるいは仕事上の提案が多くなったり、「発見や発明をした」と従来、観られなかった様相を呈したときには「躁状態」を疑い、その後、確実に「うつ状態」に悩まされるようになることを知っておくべきでしょう。このようなケースを簡単に紹介致しましょう。

大事業をなしてきた躁うつ病者

■ケースB　39歳、男性、某大手企業の営業部係長

診断　双極性障害

性格　世話好き、社交的、人気者、几帳面さはない、気分屋、多彩な趣味

経緯　地方の大学を卒業して、現在の会社に入社。当初は、一般事務系の職場にいたが、主任になった頃より徹底した合理化を進め、これが上司に認められ、係長へと昇進。しかし、それまでも何度か昇進の機会があったが、班長時代には彼の発案でさまざまな生産性のアップが行われてきた。

しかし彼は、一度発案すると他人の助言にも耳を貸さず、1人で突っ走る傾向があり、いつも彼の発案の成功した結果を見ることなく疲弊してしまい、1週間程度の休暇を取るに至っていた。それゆえ、上司からの評価にマイナス点が付き、毎回の昇進の機会を逸してしまい、同僚が課長になっているのにBは係長に甘んじざるを得なかった。

しかし、係長になった頃より、今度こそ同僚を乗り越えようと「現場社員の安全チェック↓

班長の安全チェック→組長の安全チェック→係長の安全チェック」と４段階安全チェック方式を考え出した。その結果、単に安全性が向上するのみではなく、生産が以前の１・３倍という驚異的な上昇を示したのである。当初は、仕事量の増加で苦情を言っていた社員たちも、会社からの絶大な評価によりかえって積極的に働くようになった。

しかし、このチェックシステムの問題は、やはりＢの過重労働となっていった。最初はやる気満々のＢであったが、「突然、ガソリンのなくなった車」のように前へ進まなくなり、毎日、やっとのことで会社にたどり着くようになっていた。極端に憂うつとなり、何もしたくなくなっていた。集中力もなく、安全チェックも代行を立てるようになり、突然のように夜はまったく眠れず、ある朝、身動きも出来ないくらいになっていた。あわてた家族は、総合病院の脳外科を受診させたが、まったく異常所見を認めないところから、「精神的な病気の疑いが濃いですね。お心当たりがありましたら、紹介状を書きましょう」ということで、妻とともに精神科・心療内科への受診となった。

治療経過　診療を受けたときのＢは、疲弊しきったようで「ダメですね、ダメですね。とても仕事を続けていく自信がありません。もう、ダメです。今日にでも退職届を出そうと思います。自分には、仕事を続ける力がないのです。気力もないのです」と細々とした声で訴えた。

医師は、「今までお元気なとき、働きすぎましたね！　今はそのツケが回ってきているのですから、お薬を飲まれてよく休養致して下さい。ただ、今から言っておきますが、お元気になり始めてもすぐには動かず、働きたいと思われてもセーブして行きましょう。具体的に言いますと、やりたいことが三つあれば一つは犠牲にして、二つだけに止めましょう。いずれにしても、120％や150％も働かれると、また同じように疲れ切ってしまいますからね。これからの人生は、全て100％以下で行きましょうよ」と子供を諭すように告げた。

Bは、半ば朦朧《もうろう》とした頭でこれに聞き入っていた。医師は、それ以降の精神療法の場面でも、毎回毎回、暗示をかけるように同じような言葉で、「……やりたいことが三つあれば、一つは犠牲にして二つだけに止めましょう。いずれにしましても、120％や150％も働かれると、また同じように疲れ切ってしまいますからね。これからの人生は、全て100％以下で行きましょうよ」と繰り返し伝えた。

薬物療法では、最初は抗うつ剤とバルプロ酸ナトリウム（気分変動を調整する薬剤）を中心に処方された。そのうちBは、元気が出てきて「これだけ元気になれば薬も必要ありませんね」と医師に告げたが、「少し元気が出過ぎてきましたね。薬を変更しましょう」と抗躁剤である炭酸リチウム製剤と少量の抗精神薬に処方を変更された。しかし容易には、元気すぎ（躁状態）は治まらず、Bは「課長の席が待っているし、すぐにも部長になる予定だから仕事に戻りたい」と医師に詰め寄った。

医師は、再び「以前からお話していたでしょう。元気になったらやりたいことが、三つあれば、一つは犠牲にして……、……」と繰り返し伝えた。

Bは、「就労可能」の診断書が出ないことには、仕事に戻れないことを承知していたので、致し方なく医師の指示に従った。しかし、自宅でのBは、薬で眠い目をこすりながらも頼まれもしないのに町の役員をかって出たり、ボランティア活動を夜中まで引き受けたり、あたかも、「うつ」になるのを待つような生活を続け、再び「うつ状態」となり、先のように朦朧とし、抗うつ剤を処方されるという同じことを数ヵ月繰り返し、その後、3ヵ月くらいの経過観察期間を経て会社に復帰した。

上司へは医師からの伝言で、同じように「日常的にも、元気になったときも同じように、やりたいことが三つあれば、一つは犠牲にして……、……」が繰り返し告げられた。

その結果、ようやく自信がついてきたのか、自らは「発案」だけに徹底し、管理業務に勤しむようになり、これが認められ課長に昇進していった。以降も、「また休職になったらたまりませんからね」と2カ月から3カ月に1度は、医師のもとに診断に訪れている。

対策と考案　もとより、双極性障害のコントロールは、精神療法・薬物療法においても困難を極めることが多いのである。それだけ、患者自身の人生の積み重ねがあるからであると言われている。

まずは、予防から始める必要がある。頑張りすぎる社員には、「仕事はほどほどに」を繰り返し繰り返し伝え、どのような作業であろうが長期的展望のもとに行うように指導するに限る。本邦では、「頑張り社員」「120％社員」を美徳とする傾向があるが、「出来る社員」を大事にして会社の利益に貢献してもらうには、可能な限り「80％社員」になって貰うように、周囲や上司が心がける必要があるのではないか。一時の120％の働きを高く評価するあまり、長期にわたる療養休暇による損失を得るより、「会社——社員」の両者にとって理のあることではないだろう。

これだけ配慮を重んじる大脳前頭葉が発達している生物はいないと思っている人間ではあるが、本来的には人間と言うのは、実に利己的な生物であり、「生産性の向上」を遂げている間は高く評価し、珍重し、昇進等というものを与えるのだが、一度「生産性の低下」を招来するようになると、評価は一転してしまうのである。これが、双極性障害に転じた人たちへの扱いの現実である。

初回であれば、周囲の人たちは素人であるため躁状態を高く評価し、「うつ」に陥ったときに「うつ病患者」として十分な休養を促してくれるのだが、2度目ともなると躁状態のときは高く評価する割に、その当然の結果に対しては見向きもしなくなるのが一般的傾向である。2度目からは、「精神病」として扱われるのである。

このような状況に対して、専門医も同様に何も告げないのである。悪循環を繰り返すうちに、躁状態も極端になり、うつ状態も著しくなる。ここで、この社員の会社人生の終焉を告げられることになるのである。ほとんどの会社組織では、このような悲惨な理不尽な扱いを受けているのが、双極性障害の実情である。繰り返しになるが、会社組織は「120％社員」を評価すべきではない！　むしろ、100％以下の仕事量に減らす努力をすべきなのだ。社員は、生涯を会社に捧げるつもりでいるのだから。

過去の歴史が証明するように、双極性障害の人たちの中には大事業を成し遂げてきた人が数限りなく見られる。しかし、歴史書では、「うつ」の状態が著しかったことは、まったく記されていない。この点に十分留意し、活動的すぎる社員の人生を意義ある人生として処せられることを望むのである。追加的ではあるが、「人間の器が小さいから」などという評価は、厳に慎むべきである（慢性疲労症候群という原因不明の症状群があるが、これに罹患する人たちのほとんどは、若い頃に「3日や4日の徹夜作業など当り前であった」という生活をしている。当時は、「重役候補生」にまで昇進していたが、力尽きて50歳前後には80歳くらいの老人を見るようになってしまっている。これらの人たちも、当初は150％の仕事をこなしており、そのツケが回ってきて、闘病生活は10年以上となり、会社からはボロキレのように捨てられているという現実がある)。

いかに有能な社員であるからといっても使えるだけ使って、ガスがなくなればポイ捨てする使い捨てライターのように扱われるのには、少々疑問が残ります。サラリーマンをおろそかにした場合、会社もおろそかにされるのは必定と考えるべきでしょう。

双極性障害の場合には、このようなことが多いと思われます。一度、部下を持った場合、「大うつ病」と同様、部下に病者を出したときは、上司は部下の健康管理を怠ったと考えるべきではないでしょうか。

少なくとも、本邦においては、歴史に残る宰相を始めとして、大企業を一代で世界的に知られるまでに創設したほとんどの人たちは、双極性障害であったことが記録によって知られています。

うつ病は伝染するか?

うつ病は、感染症ではありません。遺伝でもありません。しかしながら、家族の1人がうつ病になると、往々にして身近な人に同様のうつ病になる人が見られるようになることがあります。このような現象は、数十年前の過去にはほとんど見られなかったのです。それゆえに、著者の診療所では、家族で各々のカルテをつくり、各々が別々に心理療法を受けているという光景をよく見かけるようになってきています。

当初は、ＳＳＲＩの認可によって、「うつ病になった夫が、今まで見たこともないような快活で家族思いになってきたのです。もし、あんなに元気で快活になれる薬があるのでしたら、私にも処方していただきたいのです」という申し出があり、著者としては、「ＳＳＲＩの一時的効果であろう」と思っていたのです。しかし、認可されて10年になろうとしている今日でも、ＳＳＲＩの処方を希望する人たちが増えているのです。これについて、１人のケースを通じて若干、紹介してみましょう。

■ケース　35歳、男性、大企業の係長（後に課長となる）

診断「大うつ病」

性格　几帳面で、仕事熱心、野心もあり、家ではまったくの亭主関白。子供の勉強は、ほとんど彼がみている。夫婦喧嘩などでは、決まったように暴力的となり、妻の身体に青あざが絶えない。

経緯　某国立大学の理科系を卒業後、ほとんど幹部候補生として現在の会社に入社した。同期生として、一般的には彼の卒業した大学より上位ランクの男性も入社した。入社当初より2人とも仲が良かったのだが、彼は内心、自分の出身校の方が数段上位ランクであると信じていたため、年月を経るとともに、自分の方が早く上司になるであろうと思っていた。

しかし、係長補佐になるまでは、ほとんど同時に昇進していたのであったが、一つの係長席をめぐってあっさりと同期の友人の方が係長になり、彼は他の部署に同じ係長補佐として移されてしまったのである。

その頃より、彼のイライラした毎日が始まったのである。妻のちょっとした失言に対しても、「なぜ、そのようなことを言うのだ！」と深く追及するようになり、妻の方では言い訳をすればするほど夫は激怒していくようになり、ついには妻の頬を張り飛ばしたり、時には足で身体を蹴り飛ばしたりするようになってきた。

同じ頃より、彼は几帳面さを通り越して、強迫的に家の中だけではなく職場においても、部下に何度も同じことを確認させるようになってきた。部下たちからは嫌われ者となっていったのであるが、事故の多かった職場からは、ほとんど事故が消失してしまったため、上司からの評価は急激に上昇したのである。

上司からの評価が上がったといえ、知的に高い彼は、自分の精神に異変が生じていると気づいていたのである。インターネットや専門書を読みあさり、その結果、「自分は強迫症になっている。強迫症には、薬が一番良く効くと書いてある」と気づくや、著者の診療所を訪ねて来たのである。

通常、初診では１時間程度の診療であったが、彼の場合、強迫的な確認はさておいても理詰めでの質問が多く、ついには、３時間もの診療時間になってしまっていた。待合室で待っている他の患者たちは、「これだけ待つのなら、今日は帰ることにする」と次々と診療所を後にして、別の日に予約を取りなおしていくことになってしまっていた。もちろん医師は、待合室の現状を彼に伝えたのだが、「ちゃんと納得するまで答えて下さい！」と執拗に迫り、医師は「そのことについては、次の機会にしましょう」と彼に診察室を出るように立ったままで答えていたが、彼は座ったままであり帰る気配もなかったのである。

ようやく、３時間過ぎた頃より彼の対応も軟らかくなり、「薬を処方していただけますか」と最終段階に達したのである。医師は、本来なら初診時には50 mgの処方から始めるのであったが、「次回もこのようであれば、誰も受診に来なくなってしまう」と危機感さえ感じ、１種類のＳＳＲＩを１００ mg処方して、簡略でありながらも漏れのないような説明をして、やっとのことで彼が診療室から出て行くのを見ることが出来たのであった。

２週目に来診した彼は、薬剤の効果ゆえか眉毛の間のシワもなくなり、快活に受診し、快活に話しだしたのであった。医師との会話は、まったく通常の会話となっており、医師さえ我と我が目を疑ったのである。それから、数ヵ月経た頃、彼は2階級特進ということで、課長職になったのである。

本来であれば、妻も一緒に喜びを分かちあうはずであろうが、同じ日に妻が「私も診ていただきたいのです。『うつ』のようで眠れませんし、何もしたくないのです。夫は昇進によってか、先生の治療のおかげでしょうが、元気はつらつとして会社に通っていますし、今までのように私を殴りつけることもなくなったのですが。夫には内緒で診ていただけませんでしょうか」と懇願してきたのである。

また、「あれほど薬嫌いな夫がいそいそと毎日、欠かさずに薬を飲んで元気な顔をしているのを見ていると、私にも同じ薬を処方していただきたいのです」とも付け加えたのである。医師は、通常の診療を行い、「心理カウンセリングをも受けられた方がよろしいのではないでしょうか」と心理療法士による、カウンセリングも併用されることになった。

そして医師が、「2人で治療を受ければ、さぞかし平穏な家庭になるでしょう」と言っていた矢先、今度は彼の母親が来診し、「私も『うつ』のようです。育て方が悪かったのか、あの子はどうしようもない子になってしまい、妻の○○子さんがここに来るまで、今度は私にまで暴力を振るい始めていたのです。ぜひとも、○○子さんと同じお薬を出して下さい。お願いします」と土下座までして、頼んできたのであった。

そして、「うつ病というのは、遺伝するのでしょうか」との質問があったが、「いいえ、遺伝する病気ではありませんよ。ただし、伝染病かもしれませんね」と彼の妻が同席していたため、冗談めいて伝えてみたのである。「伝染病ですか？ そしたら隔離しなければいけませんね」と少しばかりの笑みが見られたため、少量のSSRIを処方して、「この薬で伝染病を根絶やしに致しましょうよ」と告げ、容易に診療が終わったのである。

以来、数年以上になるが、3人とも「薬は絶対にやめるつもりはありません！」と毎月毎月、一度も受診を絶やしていない。

しかし、ここで忘れられていたのが、過去、彼ら夫婦の光景を見て育った長女がうつ病として通院し始めるようになってきた。

この記載を行っている今日では、娘の方はほとんど治癒と言っても差支えないようになっている。ただ、長男が学校で「学習障害ではないか」と言われ診療を行ったのだが、どれほど詳細に検討しても「学習障害」という診断は出てこないため、「お薬を毎日飲んでみない？ それと毎週、心理のお兄ちゃんと治療のためにホールに遊びにいらっしゃい」と告げ通院しているが、その光景を見学に来た教師の口からは、「学習障害」という言葉は出なくなっていた。

現在、「薬は絶対にやめない」という父親である彼を除いて、他の全員の家族は、時おり、相談のために来診するだけとなっている。

著者の診療所では、このような家族そろっての通院が激増しており、心理療法士の手を借りないことには、とても医師1人の力では、治療不可能となっています。

「家族の中で1人のうつ病が見られるには、それなりの家族病理の存在が推測される」と結論付けるのには、あまりにも近視眼的ではないでしょうか。本邦の家族制度の歴史にも見られるように、家族は、常に「お互い、相身互い」であるということを忘れてはなりません。1人が病めば、これを心配した最も近い人が病むようになります。このような家族形態こそ、今日、求められる家族の模範となるのではないでしょうか。

第3章

企業はどんなうつ病対策を行っているのか？

——民営化・競争激化で追いつめられる社員たち

「電電公社」のメンタルヘルス

著者は、約30年前に「電電公社社員の専門医への受診経路」について調査しました（雑誌『逓信医学』に掲載）。管轄区の全社員は3万人。この中で直接専門医を訪れた社員は、約30%でした。当時の電電公社における健康管理システムに従事する各専門医師は、30人程度、医師1人に対して、保健師・看護師が2～3人以上同行していました。毎月、合同会議が行われ、各科スタッフ間の情報交換が行われていました。通常は、職場の管理職などが各職場を巡回している保健師・看護師に相談を持ちかけ、担当医師に伝えられ、担当医師から精神科専門医に診療依頼が行われていました。

これらの相談者を含めると、ほぼ70%以上は社内での健康管理体制の中で専門医の診療を受けたことになります。その他については、労組との関係で詳細を知ることが出来なかったのと、公社直属の病院へ直接受診した人たちが二十数%いました。これらより、うつ病に限定するならほぼ全員が、社内の専門医の診療を受けたことになります。

このような隅々まで行き届いた健康管理体制が存在すれば、うつ病に関しては容易に早期発見可能となり、早期治療と環境整備が行き届き、職場復帰に至る時間も短縮されるものと推測されました。

さらに、「職場復帰可能である」と専門医より診断が下されますと、まずは各職場の健康管理医が社員の状況に合わせて、「経過観察のため、半年の間は半日勤務とする」と産業医としての診断を下し、これが数年続くのです。その次は、「この間経過良好につき、6時間勤務とする」となり、数年後に同じように「経過良好につき、定時勤務とする（もちろん、残業や出張などは禁止）」、そして、5年から6年過ぎて「この間再発もなく経過良好につき、通常勤務とする」という診断が下りていたのです。

休職が10年続くと一応、退職勧告が出るのですが、6カ月間働けば再度、10年間の休職を取る権利が復活していたのです。もちろん、その間の給与は、通常通り支払われていたのは言うまでもありません。

このように健康管理体制が整備されていた公社時代には、どのような「うつ」であれ、自殺に追い込まれる人はいませんでした。

しかし、公社が民営化され一般企業となるや、組織の改編・経費削減が先行し、健康管理などは二の次になり、さらに組織の細分化に伴い、定期健康診断さえもなくなった職場も出てきました。これに伴い、うつ病は激増していったにも拘わらず、精神疾患はむしろリストラの対象となっていったのです。公営企業と民間企業のあからさまな違いを知った次第です。

電電公社における健康管理対策は、いわゆる「お上からの命」によるものです。旧労働省の責任逃れと天下り先として創設された中部労働災害本部へ、「全国の社員に対して、トータルヘルスプローンとして（心と身体を総合的見地よりの）健康管理を行うように」と命が下ったのです。しかし、これを満足させたのは、先のごとく国家に所属するところだけであったということになります。要するに、全サラリーマンに対して、心身ともども全人的な健康管理を行うように指示が下っていたのですが、現実とのギャップが大きすぎたのでしょう。

公社においてさえ民営化とともに各部署は細分化され、独立採算制を強いられたため、3万人の社員は3千人に縮小され、うつ病などに罹患していようものなら即刻、前倒しの退職勧告が出たくらいでした。公社員は、全て無料で診療を受けていたのですが、民営化とともに自己負担率が一般企業と同じになったのは言うまでもありません。残るは、国家公務員だけが優遇措置を受けていることになりましょう。

同じように、郵政民営化による詳細な変化に関しては、著者の知るところではありませんが、少なくとも来院者数が激増している社員の訴えを聞く限りにおいては、電電公社の民営化と同じ末路を辿っているように言われています。外部には公表されませんが、内部ではかなりの自殺者が増えているということでした。専門医ならずとも、郵政民営化が人間の命の犠牲の上に行われているのは、誰もが知っている事実でしょう。

このように、恵まれた環境にいる公共企業体や国家公務員においては、どのような疾病であれ、早期にちゃんとした治療が受けられ、早期に治癒に至るようなレールが敷かれているのが現実のようです。

しかも、電電公社の場合、米国と同じ水準の「健康づくり」体制が出来上がりつつあったのです。早期発見・予防医学などよりも、さらに積極的に「健康を求める体制」が出来上がりつつありました。もちろん、「健康づくり」政策が浸透すれば医療費は激減するため、社会保険庁にとっては喜ばしいことであったのですが、その他の省庁にあっては医療費の激減は、関係企業からの政治献金の激減を意味するため、猛反対の中で行われたことは言うまでもありません。これを強行した総裁は、ついには失脚となりました。そして、残った重役たちの言によりますと、「社員なんかは、生かさず殺さずに出来るかどうかによって手腕が問われるのだよ」とのことでした。

民間企業では

最も問題なのが、大企業から零細企業に至るまでの民間企業の社員たちです。もちろん、派遣社員となれば最悪の状況に置かれていると言ってよいでしょう。百聞は一見にしかずと申しますので、まず、零細企業と言われる会社員についての調査結果を具体的に紹介致しましょう。

■ケース　42歳の男性社員（係長）・一般職

経歴と職場「うつ」の状態になりながらも、治療のための心療内科への来診までに、約1年もの時間を要したケースです。所属する会社は、大手の自動車メーカーの下請けの部品工場です。学歴は商業高校卒。責任感が強く、周囲への配慮は行き届いており、常に仕事を中心にした生活を送る性格でした。

彼が入社した頃は、親会社である自動車メーカーは世界でも名だたる売上高を持ち、下請け会社としても社員は法定残業時間を超えるくらいの生産高であったそうです。それゆえ、彼の事務業務も絶えることがなく、常に増員の募集を行っていたようです。そのようなときに、主任職から係長職への昇進辞令が出たのでした。

来診までの経緯　彼が昇進した当時は、忙しい真っ最中の毎日であったそうです。そのため、現場の業務をスムースに進めるためには時間を惜しむことなく、夜遅くまで業務に徹していたようです。睡眠時間を削ってまでも残業をし、多くの日は23時頃の帰宅であったのです。夕食を取る頃には、家族が寝静まっていたくらいでありました。出勤は業務開始の1時間以上前であり、他の社員が業務を始める頃には、すでにほとんどの準備を終えていたと言います。昇進して半年くらいは、疲れも感じることなく一生懸命に働いていたのですが、人間、無理な生活はそう長く続くものではありませんでした。

ある日の夜間、突然、頭部に激痛が走り、トイレに行こうにも起きられなくなったのです。頭を抱える彼を見て、「これは大変」と家族は救急車を呼び、地方の市民病院救急外来を受診しました。血圧は収縮期が160㎜Hg、拡張期が92㎜Hgでした。急きょ、脳のCTスキャンが施行され、次いで脳外科に回され、脳のMRIが施行されたのです。それでもどこにも異常所見が観られないため、さらに脳血管造影によるCTスキャンが行われたのでした。やはり、この検査でも異常所見は認められませんでした。

検査入院を終える頃、頭の激痛は軽くはなっていたのですが、「まったく何もやる気がない」「頭に何か乗っているようだ」「頭が締め付けられているようだ」などと訴え続けていたために、さらにPET－CTでの精密検査に回されました（PET－CTというのは、ポジトロンCTスキャンの略で、一度に全身の組織の異常を見つけることが出来るのですが、その所見を読み取るには、相当の訓練が必要であると言われています。また、検査料金もかなり高価です）。

その病院には、PET－CTがないため、他の病院に紹介されたのです。しかし、PET－CTでもまったく異常所見が観られず、医師の説明によれば、「どこにも異常が観られませんので、このまま様子をみましょう」ということでした。その間、彼は寝つきが悪くなり、脳外科の主治医に訴えたところ、ごく短時間の入眠剤である〝ハルシオン〟が処方されました。しかし、2時間ぐらいしか眠れず、毎夜、悶々としていたのは言うまでもありません。

数日後、朝起きようとしたら、周囲が回っているようなめまいに襲われたため、耳鼻咽喉科へ紹介されたというのです。再びさまざまな検査を受け、気持ちが悪くなって嘔吐するようになり、今度は消化器科に紹介されました。本人は検査による嘔吐であろうと思っていたのですが、聞き入れてもらえず、耳鼻科医の勧めで消化器系統の精密検査を受けることになったのです。そこで、胃十二指腸ファイバーを受けたのですが、「軽度の逆流性食道炎所見を認める」ということで、1カ月分のPPI（プロトンポンプインヒビター）という薬剤の処方を受け、「症状がなくなれば来なくてもいい」と申し渡されたのでした。

しかし、一向に眠れるようにはならず、頭の症状も改善しないため、思いあまって消化器科医に相談を申し入れたところ、「心療内科か精神科へ行って相談するんだね」ということであったため、家族と相談してみたのでした。家族としては、「言っていることも変ではないし、行動もおかしいことはないし……」ということで結論は出なかったのです。そのため、近所の同僚に相談したところ、「それは自律神経失調症だよ。早く見て貰った方がいいよ」と強く勧められたため、心療内科への受診となったそうです。当初の症状が出現して心療内科の受診に至るまで、何と1年近く要したのでした。

専門医での経過　心療内科へ受診したときには、「なぜ、心療内科へ来なくてはならないのだろう」と疑問を持っていた彼であったそうですが、約1時間程度の診療の間に彼自身、これまでいかに心身ともども疲弊を積み重ねてきたのかということを理解するに至り、むしろ積極的に診療を受けることになりました。心と身体は一体であり、心身の疲弊があることを認めるに至ったのです。専門医より、「まずはゆっくりと休養を取り、弊害の少ない薬剤を処方しますのでそれを服用され、継続的に心理カウンセリングを受けた方が良いのではないでしょうか」と提案され、彼も同意したのでした。

ここまでは彼にとって、何らの不満もなく進んだのでした。彼自身、「うつ病になっていたのだな」と薄々感じてはいたのですが、未だ告知はなされていなかったため、『休養を要する』と言われても、いざ休養するにあたって本当に休めるのだろうか。許可なんて出るのだろうか」と心配になってきたのです。「うつ病で休養ということになれば、会社の方ではうつ病などという『精神病』の社員など要らないということになるだろう」と不安になるくらいの難問が浮かび上がってきたのでした。

しかし、今日の会社社会の状況をよく知っていた心療内科医は、「現実的に、あなたはうつ病かも知れませんが、うつ傾向かもしれません。現段階では、心身の疲労ということだけしかわかりませんので偏見や差別の大きい日本では、うつ病となれば精神病扱いされますし、『自律神経失調症』で1カ月の休養を要するということにいたしましょう」と彼に告げたのでした。安堵したように、彼は「**自律神経失調症にて向後、1カ月間の休養加療を要する**」という文面の診断書を会社の上司に提出したのでした。

上司と言っても零細企業では、課長ではなく社長に直接手渡すのが恒例なのです。社長は、診断書を受け取り、案の定文面を読みながら「良かったな。うつ病なんかだったら解雇になっちゃっていたよ。うつ病なんかにはならないと君を信じていたよ。自律神経だったら軽いもんだから、少し休めばすぐに復帰できるな」ということでした。一瞬、彼は生唾を飲み込んで、「自分はうつ病と診断されたのに、診断書1枚で首がつながったのだ」と驚きと上司の無知に、呆れ果てたのでした。

しかし、これが大手企業の末端の下請け工場の現実なのです。ここでは、「うつ病は心の風邪」というのは通らないのです。専門医としても、よほどの配慮をもって診断書を記載しなければなりません。診断通りに「うつ病」と書けば、彼の人生は一転して職探しとなっていたでしょう。

彼は、十分な休養を取り、定期的に心理カウンセリングを受け、服薬も規則的に行い、難なく3カ月目には、職場に戻ったのでした。

精神科医への受診の遅れ

実に不思議に思われるのが、なぜ専門医受診までこれほどの時間を要したかです。何人もの各科の専門医により彼は診療を受けていたのですが、一度たりともうつ病であることを疑われたことはなかったと言うのです。彼が言った言葉の中に一言だけ、「どの先生も、私の顔や目を見て話して貰ったことはありませんでした」と半ば苦情を言うがごとく述べた言葉がありました。

「どこの科に行っても、先生はパソコンのキーボードばかり見ていて、検査結果の説明をするときも画面ばかり見て、一度も私の顔を見てくれませんでした」とのことでした。さらに、「説明も専門的な言葉ばかりで、私には何のことやらさっぱりわかりませんでした。ですから、言われるとおりにいろいろな検査を受け、何も異常がないから神経だろうという結果になったみたいです。検査を受けに行くたびにくたびれ、1日寝込んでいました。それでも、疲れたということを言う時間がありませんでした。悪口は言いたくないのですが、一度でいいから私の訴えを聞いて戴きたかったですね。一度で良いから顔を見て戴きたかったですね。家族に言わせると、元気なときとは比べものにならないほど疲れた顔をしていたそうですから」ということでした。

結局のところ、多くの専門医は、画面に映せる臓器は真剣に診察してくれたが、画面には見えない人間の大部分である心は、一度も見てくれなかったことになります。

著者の調査では、「難治性のうつ病」の中には専門医への受診の遅れによる患者が、約45%は存在するだろうと推測しています。この数値は、あくまで著者の診療においてのことであり、著者が治療法、あるいは診断法を間違えていることも考えられるので、一般化すべき数値ではないでしょう。

しかしながら、少なくともプライマリーケア医であれ、専門医であれ、まずは精神状態を含めた全身状態を把握した上での診療が行われているはずではないでしょうか。このような医師の中で、誰かが「うつ病」を疑っても良かったのではないかと悔やまれます。さらに、彼が長い間苦しんだ期間を考えると、いかに臓器しか診ない医療に徹しており、全人的な医療が無視されているのかが明らかになります。

今日の医師は、「医学・医療教育そのものが縦割りであるから、早くから専門性に高いプライドを持っているから、例えば循環器の専門医に風邪を診させることさえ不可能である」と言われます。もちろん縦割り医療の中では、横との繋がりはほとんどないとも言われています。要するに、自分の「専門科」の診療さえしておれば十分であるということなのでしょう。

ちょうど、精神科専門施設に一般内科医の勤務が義務付けられているという現象から見ても、実に不可思議であり、不合理と考えられます。精神科医とは、精神科の専門医であるとともに、内科や外科的プライマリーケア医であるはずではないでしょうか。

しかし、今日の精神科医は、初診時の診断には患者の一言を聞くだけで即刻、先端医療機器を使い、脳の画像を見て診断を下し、あとは処方を行うだけのように思えます。まして、先輩に付いて患者の心の支えとなるべく精神療法を長期間にわたって学ぶという習慣は、すでに過去のものとなっていると聞きます。それでは、精神科専門医の中心業務とは、一体どのようなものであろうかという疑問を抱かざるを得ないです。

古い精神科の医者は、10年以上にわたって先輩の精神療法技法を学び取り、処方の仕方を習得し、さらには、先輩に付いて面接法はもとより、精神科医自身の内面を洞察するための「スーパーバイズ」を受けたり、「教育分析」を受けたりして自己鍛錬を行っていたのですが、今日の精神科医と言われる医師たちは、「面接法」にも縁がなく、まして自己洞察などは無用と言わんばかりになっているようです。

もともと医師の業務は、患者の訴えに耳を傾けることから始まったのですが、この「傾聴」という言葉だけ知っている医師歴5年の精神科医が65％、いかにして「傾聴」を行うかを知っている精神科医が28％という驚くべき結果が出たのです。ちなみに、心療内科医では、この「傾聴」という言葉さえ知らない医師が、89％にも達していたのでした（「傾聴」の精神療法的意義については、第4章参照）。

会社内でのうつ病への偏見

しかし、これほどまで「うつ病は心の風邪である」として一般に知られているはずでしたが、現実社会ではと言えば、「うつ病」＝「精神病」であり、〝生涯、病み続ける疾患〟となっているようです。

１９８２年に、幻覚や妄想を体験して海に飛行機を突っ込ませた某航空会社の機長が、「心身症」と診断されていた結果、「心身症は幻覚や妄想を持つ精神病」として誤って受けとめられたり、バスジャックを行った人物が、過去に「自律神経失調症」という診断を受けていたため、「自律神経失調症は、バスジャックを起こす犯罪者になりやすい」などとの誤解を受けたりしたのと同様の受けとめ方をされているようです。

そして、弱きサラリーマンにおいては、「うつ病」との診断書は到底、会社が受けてくれるものではないのが現実のようです。そのため、職責の重大さを無視した「**心身症**」との診断名の場合は問題外としても、「**自律神経失調症**」との診断書は今日、専門医の間では通例となっているのです。○○症は、病名ではなく症状名ですから、容易に受けとめられるようになっているのでしょう。

日本において、いつになったら正式な病名がそのまま受けとめられるようになるのか――専門医としては、悲観的にならざるを得ないのです。ある意味では、日本は心の病に対しては、最も遅れた国、発達途上国であろうと思われます。これらの状況は、決してマスコミだけの責任とされるものではなく、まずは医学・医療に関わる人たちの無知蒙昧が最も大きなものであり、無知な医師にマスコミが誤った報道を行い、結果として一般の人たちを誤った受けとめ方に持って行くのだと考えられます。

著者のこれまでの経験では、「うつ病」と記載された診断書を会社に提出した場合、大企業であれ小企業であれ、ほとんどの組織が動き出すことがわかったのです。一旦、「うつ病」の診断書を提出すると、即刻、会社の上司が主治医である専門医を訪れ、決まって現在の病状に始まり、今後の対応の仕方、復帰の可能性の有無、復帰後の扱いなどについて、確認に来るのです。主治医としては、初診の段階でそこまで推測することはほとんど困難であっても、彼らは「かなり長期にわたりますね」と締めくくって帰るのが通例になっています。

これが同じ状態でありながらも、「自律神経失調症」と記載すると、ほとんどの場合、会社では誰も動くことはありません。仮に、経過が数ヵ月にわたったとしても、そのまま一般的な病気として受けとめられ、「就労可能」の診断書が出るまで放置されています。同様の扱いをされる疾患名としては、「精神衰弱」「神経衰弱」「心因反応」などがあります。これらの疾患として診断書を記すのには、専門家の間においてかなり異論のあるところですが、一般社会での受けとめ方とは大きく異なっていることが判明しました。繰り返しではありますが、一般の人たちをしてこのような誤った受けとめ方にしてしまったのには、専門医の負うべき責任は大きいと思われます。

しかし、「精神分裂病」が、統合失調症とされたほどの社会的効果は認められておりません。

この場合は、一般の人たちからは忌み嫌うべき疾患であった「精神分裂病」という疾患は、社会から〝消失〟し、新たな〝疾患〟であり、まったくわからない〝疾患〟として「統合失調症」の出現を見たため、告知に当たっても、就労時の病歴として記載がみられても、問題はあるとしてもこれを理解する人がいないため、あたかも「自律神経失調症の変形疾患」として受けとめられるようになっているようです。

政府・官僚が、予防・早期発見対策に乗り出すほど有名になった「うつ病」は、これを言い出した人たちとその周辺・集団では、然るべき理解がなされているのでしょうが、かえって一般社会では、特別な疾患として扱われるようになってしまい、逆効果であったように思われます。以下、これを証明するケースを紹介しましょう。

自殺の続出する大企業

最近の歴史的景気の後退に伴い、大企業における大々的な対策として、週休3日～4日という現場業務の極端な削減については、毎日のように報じられています。しかし他方で、現場作業員以外の社員における過重労働を強いられている人たちのことは、あまり知られていないようです。これら現場以外の就労者は、これまで以上の過酷ともいえる作業を強いられ、最も多いのが会社の現状回復の責務を負わされ、その責務の重さゆえに会社の屋上から飛び降り自殺を行うまでに至ったり、あるいは社内トイレで首つり自殺を行ったりするまで追い込まれているという現実です（馬鹿げたことにこの会社では、飛び降り自殺防止のために会社のビル周辺に、網を張るなどという対策を講じていると言います）。

このような事件は、本来であれば新聞の1面報道になるはずです。しかし、これらの事件は、まったく報道されないようで、いずれの新聞・テレビにも出てくることはありません。全て私的な事故死として処理されたのでしょう。あるいは報道関係者に知られた場合でも、「彼はずいぶん長い間うつ病を病んでいたようで、会社側としては常に彼に注意を向けていたのだが、一瞬の隙を見計らっての事故になってしまった」とか、「彼はもとよりギャンブルにハマっていたようで、かなりの借金に苦しんだ末のことだろう」とか、「彼はかなり前から、家庭でのいざこざに悩んでいたようだ。上司としても何度か相談に応じたことがあったというから、結局は悩んだ末、あんな方法を取ったのでしょうね」と、まったく私的な事件扱いとなるとのことです。

これらの事件は、全て同じ企業組織で起きていたのです。上司はもとより同僚の間においても、この事件を口にすることはタブーとなっていた模様です。

タブーとなるには、それだけの理由があるからであろうと考えるのは、著者だけでしょうか。しかし、その周辺の市町村のほとんどは、その会社と何らかの利害関係のある住民ばかりなのです。全ての生産企業が、何らかの理由でその会社の下請けであったり、関連企業であったりして無縁の企業は存在していません。それゆえ、なおのこと事件も表へ出ることなく、闇から闇へと葬られていったのでしょう。

しかし、あまりにも続発する同様の事件に、疑問を持つのも不思議はないはずです。これらの自殺事件を極秘裏に、著者と親しい周囲の人たちに取材を申し込み、知れる限りの情報を得たのです。以下、これらについての紹介です。

■ケース 46歳、大企業事務職・課長（世界のほとんどの国の車は、この会社の部品を採用）

この課長は、近年の史上未曾有の景気の下落までは、生産の向上と販路の拡大を従来より決められた通りに行い、自らも人件費の低いアジア各国へ出張に出たり、現地での指導にあたったりしていました。当時は、自らの業務に対しての不満もなく、やりがいのある仕事と自認し、単身赴任であれ1年や2年の出張は、通常業務として考えていたようです。しかし突然、米国に端を発した景気の下落により、彼の生活は一転したのでした。1年の海外出張は半年となり、その間に1年分の業務をこなし、帰国と同時に次の出張の準備と販路の拡大を同時に行わなければならなくなっていたのです。

従前は、事務的な業務のほとんどは部下に任せっきりで十分にこなせていたが、部下である係長は管理職ではなく組合員であるため、突然、「奨励有給」(経費・残業削減のため半ば強制的に休暇を取らされる)が多くなり、通常で週に3日の勤務となってしまっていたのです。その部下たちも同様に週休が3日から4日となり、ほとんどの事務作業はストップしてしまったのでした。

しかし、ストップしたままで放置しておくわけにはいかず、結局のところ課長職の彼自身が、全ての業務をこなさなければならないことになったのです。当然ながら、毎日の晩酌は消え去り、ほとんど会社に寝泊まりする日々が続いたのです。もとより、エネルギッシュな彼ではありましたが、疲弊は思ったより早く訪れたのです。会社に寝泊まりする日々など過去、好景気であった会社の最盛期に、しかも若い頃に行って以来であり、明け方まで業務をこなし、若干の睡眠を取り、目が覚めたら即業務。食事は仕事をしながら、カップ麺をすする程度となっていたのです。

それだけなら、何とかやり過ごすことは出来ていたのでしょうが、毎日のように会社幹部連中の見回りが行われ、居眠りなどしていようものなら、「今日の現状を何と心得ているのだ!もっと賃金カットをしても良いくらいなのだぞ!」と怒鳴りつけられたのです。

このような毎日を過ごしている間に、「頭の中はボーとなってきて、考えようと思っても考えられず、少しでも眠ろうと思っても、眠ることも忘れるくらいになってしまった。事務的に行うことは出来ても何にも頭に浮かばず、ただただパソコンに向かっているだけで、自分が何をしているのかさえわからないくらいになってしまったよ」と数人しかいなくなっていた部下に、グチを漏らしていたと言うのです。

「おまけに、突然の怒鳴り声が聞こえ一瞬、目を覚ますのだが、一体何をしたらいいのか皆目わからなくなってきた」とも言っていたようです。そのような日々が続いているうちに、彼は「太陽の日を浴びてくる」と屋上に出かけたまま、そこから飛び降りて帰らぬ人となっていたのでした。

以来、見回りが頻繁になり、なおのこと管理職たちの気を緩めるときが少なくなっていったのでした。部下は依然として、定時に出勤して定時に帰り、人数もほんの一握りしかいなくなっており、一つの仕事を仕上げるにも、皆、所属が異なり、管理職を長にした職場ではなくなっていたのです。周囲は、疲弊しきった管理職がいるのと、三々五々部下たちがいるだけであり、その部下たちも何をしていいのやら、皆目見当がつかない状況のようでした。部課長が指示を出せなければ、部下は動きようがないのは言うまでもありません。

居眠りから覚めやらぬまま、１人の課長が窓を開け深呼吸をしたかと思ったら、そのまま８

階の窓から真っ逆さまに落ちて行き、コンクリートに打ちつけられていたのでした。

言うまでもなく、状況は特殊でありましょうが、「うつ病」の典型であることは確かでしょう。しかし唯一、通常のうつ病と異なるのは、自らがうつ病を患っていることを自覚する暇もなく死んでいっていることです。悲惨と言えば悲惨な出来事です。この会社では、これ以降、何人の自殺者が出るのか、予測さえ出来ない状況であると社員の間で話されています。

社員の健康より企業防衛優先

「競争社会が招いた産物である」と言えばそれまでのことなのですが、この会社だけは他の関連会社に比べ極端に自殺者が多いようです。数千人の社員のいる大手の会社でありながらも、健康管理医であるべき産業医は、1人しか存在せず、しかも週に1度しかいないとのことです。世界に名だたる大企業でありながらも、これほどうつ病に限らず社員の使い捨てを行っている会社は、珍しいのではないでしょうか（本社社屋には、マザーコンピュータを中心に、中枢幹部以下事務系社員がまばらに勤務しており、現場はA町工場、B町工場、C町工場など、大企業としては小さな工場が散在しているため、産業医は1人でも厚労省の認可が下りているのでしょうか）。

管理職ではない一般社員は、次から次へと著者の診療所を訪れてはいますが、皆、疲弊し切っているためか、職場復帰に至るまでの期間が他の会社に比べ、半年以上も遅れるのが常識となっています。もちろん、「現在、当院に通院している社員がいかなる状態にあるのか、あるいは、今後の目安はどのようなものか」などの問い合わせは、この会社に限って一切ないのです。日本の代表的な企業から世界の企業になるためには、「社員は人間ではなく、使い捨てのライターのようにガスがなくなれば捨てる」という基本理念が徹底しているように感じられるのです。

この企業は、先に記した旧労働省の命を受けた「中部労働災害本部」の指示について、中小企業であれば致し方のないところもあるのですが、有数の大企業でありながらも完全に無視した会社としても有名なのです（ちなみに、この企業は、イニシアルを企業のトレードマークとしているため、個人情報の漏えい、個別攻撃となるため、あえて記すことを避けている次第です。少なくとも、この会社の製品は、車にはなくてはならない部品であり、世界のほとんどの車がこの会社の製品を採用しているのです。世界制覇を成し遂げた会社としては有名です）。

他の同系列の各関連会社では、1人のうつ病の患者であっても必ず「上司として、あるいは同僚として、何か彼のために改善することはありませんか。仕事の内容については、変更する必要はないでしょうか」と主治医に問い合わせが入ります。病状が改善し、職場復帰するにあたっても、「最初から定時の勤務でよろしいでしょうか。軽減する必要はありませんでしょうか。彼は昼勤と夜勤の交代勤務であったのですが、最初は昼の勤務だけにした方がよろしいでしょうか」などなど克明に問い合わせがあり、「社員の健康が第一である」ということに十分とはいえないにしても、かなりの配慮が行き届いています。

なぜ、先の会社だけがあれほど自殺者を出しながらも、社員の健康に興味を示さないのか、未だに不明のままなのです。一つ象徴的な事象として、先の会社には保健室（会社では医局と命名されている）のようなところにいろいろな薬が用意してあり、社員が求める薬を社員の責任で持ち出せるとのことです。法的には「無資格処方」となり、責任者には厳罰が待っているはずなのですが、著者がこの会社の健康管理体系を知って以来30年になりますが、一度たりとも処罰を受けたことはないようです。日本の産業医療を代表する、現代の不思議な現象です。

もちろん、一般社員のうつ病の多発による受診の多さに比べ、この会社の管理職の受診は今まで1人もありません。さらに、先に記した事柄に加え、「難治性のうつ病」患者が多いのも特徴なのです。病状の改善までの期間がきわめて長期にわたる上に、職場復帰までの期間もさらに長期間を要するのが最大の特徴です。

著者は他の関連企業や会社へは、何度か「健康推進講座」の一環として講演に出かけたことがあり、健康管理状況もそれなりに理解されていることを体験してきましたが、先の会社だけは一度たりとも立ち入ることも許されず、情報収集にも困難を極めています。

いずれにしても、疲弊しきった管理職にあっては、心身の回復に長期間を要するのは当然至極でしょう。しかし、今日のような決定的な不景気となる前から、うつ病に罹患した一般社員の復帰までの期間は、同様に長い期間を要しています。会社側の過剰なる保護あるいは防衛か、主治医の方から「病状改善にて就労可能と診断する」との診断書を提出しても、「産業医」の面接による復帰許可が出るまでには、まず患者である社員と上司との数回にわたる面談が繰返され、週に1〜2度しか出社しない「産業医」との面談予約を取り、「全面的に治癒」との裁断が下されない限り、「まだ、薬の量が多いから就労は困難である。もう一度、主治医と話し合い、休養の診断を貰って来なさい」と拒まれるのです。こういう中で、主治医の診断書はまったく破棄され、主治医は放置するわけにもいかず、致し方なく「就労困難であり、休養加療を要する」という診断書に書きなおさざるを得ないことが多いのです。

また仮に、「就労可能」との裁断が下ったとしても、患者たちはすでに元の職場には在籍していなくなっていることが多く、人事課付となっています。それゆえ、再び働くには新たな就労場所の責任者から、患者である社員を「引き受ける」という了解を貰わない限り、就労できないことが多いようです。まったく一歩からの出直しとなるのです。ある意味では、転職となるため、ストレスの上乗せとなることがまま見られます。

引き取り場所のない社員は、職場はもとより会社側からも退職してほしいけれども、法的には退職させることのできない社員ばかりが就労する職場へ回され、誰もが嫌がる仕事をさせられることも稀ならず見られるのです。その職場は、言わばストレスの塊のような職場になります。それゆえ、著者の統計では、治療を終了した社員が再び受診して来る率は、約70%にも至っています。彼らには、致し方なく再発を予防するために薬物を服用し続ける結果となり、そのことが「産業医」に伝えられ、「未治癒就労」と判断され、特定の就労場所のないまま数年を「たまり場」で過ごすことも稀ならず見られるのです。

ちなみに、「産業医」の任務として本来、「会社の業務を全て把握した上で、患者の就労のいかんを決定する」とされていますが、今日の「産業医」はほとんどが週に1度か2度の出勤しかしない、いわゆるアルバイト医であることがほとんどです。このような、産業医の義務さえ行っていない産業医に人生を決められる社員は、やる方ないものと思われます。

さらに、産業医からは、「神経に作用する薬物を使用している限り、眠気を催す恐れのある薬剤を服用しているのであるから、自家用車での通勤を禁止する」と必ず命じられるのです。そのため、自家用車で通勤した場合、10分で出社できる場合であっても、致し方なく公共交通機関、自転車あるいは徒歩で1時間、2時間もの通勤時間になったとしても、この命令に従わなければならないのです。自動車関連の産業であれば、これも致し方のないことかもしれませんが、眠気の経験がなくても一律にこのような命令がなされるのには、やりきれない社員もかなりいるようです。このような、うつ病者への措置も致し方ないものでしょうか。今日、ＳＳＲＩの導入によりほとんどの患者は、昼間の眠気を催すことはなくなっています。しかし、薬剤情報の注意書きには、「眠気を催す恐れがあり、車の運転を行うときには注意を要する」と記してあります。やはり事故防止には、止むを得ない措置なのでしょうか。

著者の経験では、ＳＳＲＩが認可されて以来、運転中に眠気に襲われたり、注意力の低下を認めたりした患者は、10％にも満たないのです。まして、服薬による交通事故率は、年間1件から2件ですが、全て抗精神薬を服用しており、著者からすでに「運転を控えるように」と強く指示した患者だけでした。このような現実がありながら、「産業医」は立場上ゆえなのでしょうか、あるいは、過去の抗うつ薬への偏見ゆえなのでしょうか、「服薬中は、自家用車通勤を禁止する」と命ずるのです。この点が抗精神薬との大きな違いではないでしょうか（今日の抗精神薬においても、患者の社会での生活を目的として作られているため、眠気や注意力の低下を招来するような薬剤は極端に減少しています。著者の統計では、通常の抗精神薬服用による事故は、年間数件にも満たず、薬物乱用による事故20件とは、比べものになりません）。

いずれにしても、大企業においては患者の健康より企業防衛が優先していることは、明らかなことであり、当然なことなのでしょう。「産業医」は、企業に雇用された医師ですがその基本業務は、「患者の適切な就労」にあるはずです。だが、現実的にはほとんど企業防衛のみに回っていることが多いのです。

そして著者の経験では、この20年間に限定するなら正規社員だけは「自律神経失調症」の診断書であったためかは不明ですが、うつ病患者で解雇になったケースはみられませんでした。しかし他の精神疾患では、然るべき治療を受け、1日で完全寛解（精神疾患や癌などのように、原因が明らかになっていない疾患では、再発の可能性を含め、治癒という言葉を使用することが避けられているため、寛解と規定しています）に至った正規社員であっても勧奨退職を受け、期間契約社員であれば、確実に解雇と社宅開放命令（社宅で住むことを禁止されること）を受けるのがほとんどでした。

うつ病が社会的問題として捉えられるようになったからといっても、社員は「うつ病に罹患しましたので休養させて頂きます」と言えるかどうかというのは、まったくの別問題であり、あくまで「自律神経失調症」の診断書でしか病気休暇は認められないのが現実なのです。ちなみに、研修医を終えたばかりの自称「精神科専門医」が、「うつ病にて1カ月間の休養加療を要する」との診断書を書き続けていますが、残念なことに業務復帰を認められた患者は、初診から1年後、1人としていないばかりか、90％は自主退職していました。

どちらの方法を取るかについては異論のあるところでありますが、『うつ病』として、診断書を書くことにより、うつ病は誰でもかかり得る疾患であることを社会に訴えて行くべきである」と主張すべきか、「仮にうつ病であっても患者の将来を考えるなら、『自律神経失調症』と記すのもやむを得ないのではないか」とするべきか、著者は現実の大企業の対応を目の前にして、後者の立場を取らざるを得ない弱虫なのです。

親密な対策を行う零細・中小企業

　また、中小の企業であれば、健康推進への方向性に関しては容易に掌握できるくらいに著者らとの付き合いが出来あがっていくため、うつ病患者と会社の間を取り持つのも実に容易なのです。そして、零細・中小の企業の人たちは、常日頃より経営者と社員が一体となって仕事を行っているためか、この不景気で外国人の解雇が増加している今日にあっても分け隔てなく、「先生、どうもこの社員はうつ病になったみたいですよ。何とかしてやって下さいよ。１人抜けても他の社員が補ってくれますから、しっかり治るまで面倒を見てやって下さい」と社長か事務担当の社員が、うつ病と思われる社員を診療所に連れてくるのは、むしろ日常茶飯事のようになっています。

これらの企業における健康管理体制は、決して充実したものではありませんが、一旦、うつ病となれば早期に発見し、早期に治療を受けられるようになっていることは確かな現実です。今日のような、歴史的にも未曽有の不景気な状況であっても、社員一同一体となり、お互いの健康の心配をしあっています。

極端な場合、致し方なく倒産に至った企業であっても、毎日、社長自ら元社員の職探しに付き合い、その中でうつ病を患っていそうな社員を見つけると、申し訳なさそうに「ご時勢がご時世なので、社員にも迷惑をかけてしまって何も出来ないのですが、先生の力で彼を元気にしてやって下さい」と頼み込んで来ることもありました。

ある外国人の場合、援護組織があるのか、少なくとも言葉だけは通じるように通訳となる人が、うつ病に罹患した患者を伴って来診することも稀ならず見られます。薬代の支払いにも苦労しているような患者の場合、むしろ治療意欲が強く、受診当時、自分の苦痛や症状について一言も喋れなかった状態であっても、2週間もすれば元気に喋るようになり、ほとんどの場合、1カ月で通院しなくなるほどに回復しています。外国人労働者に限ってみるなら、1カ月以内に治療を終了する患者が約50%、2カ月が20%であり、残りが3カ月から4カ月間の通院でほぼ完全に治療を終了するに至っています。

これには、国民性というより、むしろサポート体制が十分に出来ていることが推測されました。もちろん、治療意欲が強く、予約日を間違えて遅れるなどということは、まったくと言ってありません。医師の指示にもきわめて良く従い、改善を早めるためにはどのようなことにも従うという傾向がありました。日本人と比べれば驚くばかりです。

日本人の場合、1カ月の休養加療の診断書を提出すると、最初の2週間で少しの改善を見るため、それ以降は休養とは名ばかりで毎日、パチンコや遊行に勤しむようになり、再び疲労し、薬物の量を増やさざるを得なくなり、休養期間は延長となり、結局のところ半年程度の休養を経て復帰となるケースが多いのです。いかに不景気と言えど、外国人労働者ほどのハングリー精神には到底勝てるものではありません。

中小の企業ゆえに、患者の休養中であっても増員を行うわけにもいかず、他の社員が代行せざるを得なくなってきます。それでも、「1日も早く病気を治して、今までかけた迷惑に対して、お返しをしなければ」という意識は、ほとんどの患者に見られないのです。豊かさに慣れた国民となってしまったのでしょうか。

第4章

精神療法が出来る医者は「心の名医」

――「うつ」にはその人の人生が積み上げられている！

「傾聴」する心理カウンセリング

うつ病患者に対しては、その患者の症状ではなく患者の置かれてきた状況により、大きく分けて「精神療法・心理療法・心理カウンセリング」の3種類が選択されます。これを担えるのが本来の精神科専門医であり、臨床心理療法士です。

本邦では、これらを行える医療従事者が激減しており、その結果として「最先端」の「磁気治療器」や「電気ケイレン療法」などという昔々の歴史の遺物を取りだしてきて、簡便であるという理由だけで行われているように思えます。先の3種類の治療法は、10年程度の修得期間が必要な技法から、数カ月でマスター可能な方法まであります。残念なことに、精神科専門医の中には、この数カ月でマスター出来る方法さえ出来ない人たちがいることも確かな現実です。

ここでは、誰でも出来るような簡便な方法から、少し専門的な方法に至るまで紹介致しましょう。

心理カウンセリングとは、一般には「カウンセリング」と呼ばれているもので、「大うつ病」にはこの方法で十分、寛解に至ることが多いようです。

この方法は、ロジャーズという心理学者が考案した方法であり、別名「来談者中心療法」とも呼ばれています。この治療法の基本は、まず、来談者の訴えを「傾聴」することにあります。来談者の心の中にある、抑えつけられてきた気持ちを含め、さまざまな出来事に治療者は余計な意見を挟まずに、ただただ聴く側に回るのです。もっとも、「傾聴」というのは、いずれの「内科書」にも書いてある来談者に対する治療者の基本的な態度なのです。

「大うつ病」の患者は、多かれ少なかれ、心の中に不満を持っていることが多いため、これを「吐き出す」のがこの治療法の目的です。

方法は実に簡単で、患者の訴えに応じて相槌を打っていくだけでよいのです。時には、患者の顔を見て、時には目をそらしたりして、「はー」、「へー」、「ふー」、「ひー」、「ほー」と、「ちゃんと、あなたの訴えられることを聴かせてもらっていますよ」ということを伝えるための相槌です。これを素人の方に教えるときは、「は、ひ、ふ、へ、ほ」療法と言っています。

後は、タイミングと気持ちを込めることが肝要となります。この治療法の場合に限らず、治療者の個人的な経験からの意見を挟むのは厳禁であると言われています。この治療法に限れば、治療者は「聞き手」に徹することが大事になってきます。

あえて治療者が意見を述べるとすれば、患者が全てを訴えた後、帰路に着くときに、「今までは大変でしたね。治るまで待ちましょうよ」。あるいは、「ご苦労様でしたね。また次回お待ち致しておりますから、ぜひともいらして下さいね」という程度の言葉がけで、十分すぎると思われます。

心理療法の実際

これになりますと、少し専門的になり種類が多いのと、患者に応じた方法を使い分ける必要があります。さらに、同じ患者であっても、言ってはならない技法と時期があったりします。（著者が近々、『心理療法の常識』として、誰にもわかる心理療法の基礎知識でありながら、実はかなりの専門的内容が記されている本を出版いたしますので、これを参照されることを推奨致します。

１９７０年代半ばに、当時の文部大臣が「日本の国家教育方針」について、「日本の歴史認識の見直しとして、全ての伝統などという古きものを廃し、新たな日本としての教育方針で国を建て直す」、そのためには、「日本人には、反抗期というものはないので、全ての専門書より抹消すること」「子供を叱るなんて親のエゴである。全ての子供は褒めて育てること」を提案しました。

これによって、まず最初に、心理学・精神医学書の見直し指導が行われ、思春期＝第2次反抗期を「青年期」と書き換えられました。以来、心理学者・精神医学者は、反抗期に触れることを避け、論ずることをタブーとし、「第2次反抗期の学級崩壊、家庭内暴力」などに対しては国家の指導要綱通り、「優しく見守りなさい」との助言を与えるようになりました。その結果は、歴史が示す通り悲惨な事件の続発ばかりです。「東大教授の子息撲殺事件」などが記憶に新しいでしょう。そこで、この『心理療法の常識』という本では、あえてこれまでのタブーを破って、本来の人間的心理療法思想に戻り、過去のあり方に苦言を呈しながら、未来に目を据えて記しています。そのため、国家行政からの嫌がらせを避けた出版社などは、一切、目を向けようとしなかったという曰くつきの教科書です。）

そこで、ここではうつとの関連性の深い、数種類に限定して紹介致しましょう。特に、「大うつ病」に対しては、当初は患者は疲弊していることが多いため、まずは、心理カウンセリングから始め、休養と抗うつ剤の効果により、疎通性が改善してきた頃より、「支持療法」と言われる患者の心を支える心理療法が必要となります。

うつ病患者の心の中では、「あのとき、○○をしておけば良かった。これまで頑張ってきたつもりであったのだが、それは、つもりだけであり、実際には何の役にも立っていなかったのかもしれない。部下が相談に来たときもあのように答えないで、もっと適切な助言をするべきだったのではなかったのか。仕事ばかりに専念して、家族には何一つしてやらなかった。気がついたら家族の心は、自分から離れてしまっていた。全て取り返しのつかないことばかりだ」と基本的には、「過去志向的」になるのが一般的です。

このようなときに、心理療法士の支えが必要となってくるのです。うつ病患者の過去への囚《とら》われから解放し、未来に向かうように支えていくことになります。具体的には、「あのときは、そのようにせざるを得なかったのです。致し方なかったのではないでしょうか」という気持ちを持って患者を支えながら、取り返しのつかない過去の事柄を整理していくように手伝うのです。

もとより、「大うつ病」の患者は、過去に囚われることが多いため、決して容易なことではありません。心理療法でまずは、患者の過去志向性を受容することから始めます。患者の側から心理療法士に対して、「自分の取り返しのつかない、いろいろな過去の出来事、過去の処理などを良くわかってもらえた」という申し出があれば、まずは、「支持療法の第一の目的が達成された」と思っていいのではないでしょうか。

その次には、患者の過去は、「取り返しのつかない事柄ではなく、これを未来に取り返しましょう」という気持ちでの付き合いになります。「致し方なかった過去の出来事を、これから具体的に取り返す方向で行きましょう」と患者が、自らの心を整理して行くのを手伝うのです。

かなり根気のいる心理療法であるのは、言うまでもありません。

しかし、患者が過去に囚われたままで抗うつ剤によって元気さだけが回復した場合、患者は「取り返しのつかないことを行ってしまったのであるから、いっそのこと申し訳が立つように、自らの命を絶ってお詫びをしよう」という方向に行くことから考えますと、どれほど根気のいる気の長い治療であっても、手を抜くことは出来ないのです。心理療法士は、「あなたの戻ってこられるのを、今か今かと待っておられる人たちのことを考えてみましょうよ。それには、この先、取り返していく方向に向かわれるしかないのではないでしょうか」と今もなお、第三者も待っていることを強調する必要があります。

常日頃より、「他人に迷惑をかけたくない」と思ううつ病の患者は、元気さを取り戻す中で、未来へ向かって進むようになるのではないでしょうか。

これが通常、「うつ病には、支持療法で十分である」と言われている方法なのです。最も、簡便と言われる心理療法のうちでありながらも、「支持療法」は時には、患者の命にも関わる治療法となるのです。これでも、「支持療法」というのは、心理療法の中では最も初歩的な治療法であり、誰もがマスターしなければならない治療法なのです。

まして、他の「うつ」への心理療法的アプローチともなると、たった1人の担当患者であったとしても、心理療法士は眠れなくなるくらいに悩むことがあります。そのようなことが日常性となりますと、治療者である心理療法士の方が健康を崩すことになりますので、心理療法士は心理療法の経験豊かな先輩に、スーパーバイズと言う「担当心理療法士と患者の間で起こっている内容を定期的に詳細に報告し、心理療法士自身の内面の葛藤を解放し、心理療法士の自己洞察が可能になるように導き、心理療法士の心の健康を保つように援助する面接」を受けるのです。もちろん、経験豊かという先輩も、その先輩にさらに深いスーパーバイズを受けるのです。このようにして、心理療法士は、自らの心の健康を保ちながら、心理療法に臨むのです。

＊一過性の心理的なストレスに起因するもの（心因性のうつ、適応障害、急性ストレス障害、心的外傷後ストレス障害［ＰＴＳＤ］など）

これらについては、それぞれの病態に即し、患者が自分というものを取り戻すようになるまで支持療法に始まり、患者がさまざまなストレスを冷静に受けとめることが出来るようになるまで支えたり、助言を行ったり、時にはあたかも心理療法士が感情的になっているように見えるくらいの演技をしながら、ストレスから患者を解放していく援助を行うのです。

＊パニック障害の遷延化による「うつ状態」

この場合、まずはリラクゼーション療法に始まり、時には暴露療法と言われる、無理やり心理療法士が患者と付き合い、パニック発作の起こりそうな外の世界へ連れ出し、これを繰り返しながら患者だけでも外出できるまで付き合うという方法もあります。これが行えるには、患者と心理療法士の絶大なる信頼関係を作り上げる必要があります。

その他、うつ状態に対しての心理療法には、言語を使わないで音楽、絵画などの非言語療法もあります。ドラ・カルフ女史の考案した、「箱庭療法」もこれに入ります。一定の規格の箱に砂を入れ、その中に患者が作品を作るなかで患者自身が自己分析を行い、これを繰り返すことにより患者は、自己の現実を受けとめるようになり、健康を取り戻すという方法です。これに関しての詳細は、別の機会に譲ることに致しましょう。

深い経験の必要な精神療法

もとはと言えば、心理カウンセリングや心理療法も全てが精神療法に入ります。もとの言葉である「サイコセラピー」を日本語訳すると、精神療法になります。同じことを心理療法士が行う場合、先の2種類に分けて分類されるのです。

もう一つの大きな違いは、日本独特の差別意識から、医師の行う「心理療法」をあえて「精神療法」として区別しているように思えます。そのため、同じ治療法を行っても、医師が行うと健康保険から先進国では最も低額の「精神療法」料金が支払われますが、他の職種であれば医師以上のスキルがあっても、健康保険法では一切の料金が支払われません。まずは、この点が大きな違いと言えましょう。

そのため、昨今の若い医師などは、長い年月をかけ心理療法を学ぶようなムダなことは行わず、法的に決められた5分以上という時間だけ患者と付き合い、精神療法料金を請求する傾向が多くなってきています。しかし、その内実たるや、財団法人認可資格を持つ臨床心理士の方が今日の精神科医より、どれほど多くの精神療法を学んでいるかわからないほどです。

余談となりますが、臨床心理士というのは、かつて校内暴力を代表とした学校の荒れゆく状況を見るに見かねた父母たちの圧力に屈してか、票集めのための国政選挙の公約としてつくられたものです。それは、「スクールカウンセラーという国家が責任を持つ資格をつくり、荒廃した学校の改革を行う」と明言したものでした。しかし、時すでに遅く、荒れゆく学校は1人や2人のスクールカウンセラーの手に負えるものではなくなっていたのです。

この状況を知るや、即刻、国家資格を廃止し、責任の所在を通常の「財団法人資格」に取って換えることにより、国は自らの責任を放棄したのです。でも、カウンセラーの責任と任務、そして待遇だけは従前通りです。彼らは、小中学生が校内などで喫煙を行っているときに、

「タバコって、おいしいの？」と聴いて回るのが業務になってしまっています。結局のところ、ここでも小中学生の「うつ病」を扱うべきカウンセラーは、いかに心理療法を修得してきても、両手をもぎ取られたままの状況に置かれているのが現実です。

このようなバックグラウンドがあるということは、避けて通れないのです。なぜなら、著者などの場合は、然るべき厳格な師匠より精神療法の基本となる哲学から学び、数々の技法を実際に行う中で指導を受けてきました。その結果として、ここであえてうつ病の精神療法が語れるようになったのです。

前置きが長すぎましたが、うつ病の場合、精神療法は原則的に先に記したような「支持療法」で十分であると言われています。しかし著者は、必ずしもそのようなケースばかりであるとは感じませんでした。

ありのまま、患者の口から述べられる言葉を記載する「現象学的記載」を経て、同時進行で生活史の「現象学的傾聴」を行うのです。この段階で、ありのままを記載する「現象学的記載」には、かなりの訓練を要し、一言たりとも記載漏れが許されないのです。そして、生活史への傾聴に当たっては、決して尋問にならないような配慮は当然ながら、自然に語られるようにしなければなりません。生活史を語るうちに、自然となぜ今日のように至ったのかが語られるようになります。

そのような内容が話されるようになる頃には、患者は自らの疾患を「自分の外」に置いて感じるようになることがあります。うつ病であっても、同じように「自分の外にある病態」として捉えるようになります。長期にわたり訓練を受けた専門医であれば、この機会を逃さず、患者とともにこの病態と戦うように、いわゆる、「共同戦線」を作り上げるのです。患者と治療者が一体となって、うつ病という敵と戦うようになります。

これが「現存在分析」と呼ばれる治療法なのです。この治療法をマスターするには、10年程度の時間だけではなく、哲学・現象学・精神分析学などを学ぶ必要があります。著者などは、この治療法を修得し、さらに医師としてこの治療の進行に伴う免疫の変化を発見したのです。ある意味では、現存在分析を行うことができるためには、心身総合医学的理念を学びながら、深めていく必要があるのです。

理屈としては、生活史の語られるのを「傾聴」するだけのことなのですが、治療として行うには、決して一朝一夕にはいかないのです。本来、これくらいの治療法を使える医師のみが、精神療法の専門医と呼ばれていたのです。その他には、フロイトやユングというドイツの精神科医が考案した「精神分析」が有名です。うつ病の患者と相対する場合、これくらいの治療法は知っておくべきではないでしょうか。

しかし、今日の国家行政は、このような精神療法に対しても、1時間でマスターしたつもりになっている医師の雑談に対しても、同じ評価しか与えないのが現実です。「あなたが医師であったら、どちらの道を選びますか？」。当然、後者の方でしょう。しかし、「あなたがうつ病を患った場合は、どちらの医師を選びますか？」と問えば、前者を選ばれるのは当然至極のことでしょう。どちらも同じ料金なのですが、日本の現状から見ますと後者のような「似非《えせ》専門医」の方が多いのですから、致し方ないのかもしれません。

医師の行う処方も精神療法に含まれています。その薬が効果を示すか、あるいは、ただの錠剤になるかは、医師の精神療法的な説明によって異なります。うつ病の場合は、特に効果の有無が医師の精神療法によって異なります。

例えば、「かなりお疲れのようですので、まずは、『休養に勝る薬なし』と言われていますので、休養を取られることが先決となりますね。しかし、休養だけでは改善しませんので、神経を休める薬が必要となりますでしょう。毒性も少なく副作用もほとんどありません。さらに、よく眠られるために、依存性の少ない、ちょうど7時間程度眠れる薬を処方いたしましょう。もちろん、薬には相性がありますので、何か気になることがありましたらすぐにでもご連絡下さいね」と伝えておくと、患者としても安心して休養がとれ、薬が飲めるのです。

平易に表現すれば、「薬を生かすも殺すも医者次第」という論文を書いたことがありますが、「ただ、処方箋を書いておきます」的な付き合いと、「安心して飲めば、それだけ効果も上がりますよ」と薬に命を与えながら処方するのとでは、効果が発現するまでの期間、寛解までの期間が半分で済むという結果を得ております。

若干、本論とそれますが、医師であれば総合的に「心身医学的療法」という治療法も行うことができましょう。これに関しては、あまりにも紙面が限られていますので、いずれかの機会に紹介することに致しましょう。

第5章

精神科・心療内科の選び方

――薬物療法だけの精神科医にはかかるな！

「心の病」か「脳の機能障害」か？

うつ病を病んで、然るべき専門医を訪れる経路には、うつ病を受けとめる専門医と称する医師の「うつ病観」により、かなりの異なりがあると言われます。その違いによって、うつ病患者の受診率が大幅に異なることが明らかになっています。

ある、地方都市における精神科専門医のいる外来のみのA・B二つの診療所について、調査を試みました。A・B両者とも、日常的に連携した専門病院を持っていました（この10年間、国家行政の入院病床認可削減政策のため、大幅に病床が減少され、どこの病院でも常に満床状態であり、他の医療機関からの緊急依頼患者を受け入れることが困難なことが多いため、無床診療所などは常に病院との連携を保つ必要があるのです）。

一般の人たちの噂では、Aは「**精神科・心療内科**」とみられており、Bは「**心療内科・精神科**」とみられていました。両者における「うつ病患者の受診者」の調査を試みたところ、Aでは、全体の45％がうつ病として診断され、Bにおいては、78％がうつ病として診断されていました。Aは、主に統合失調症が多く、40％であり、Bでは、むしろうつ病・心身症がほとんどで、うつ病との合併症が62％と多かったのです。

そこで、A・B両医療機関における、うつ病に対する考え方、捉え方、受けとめ方などの調査を試みたのです。そのための方法として、まずは、最も重要である医療機関を訪れた患者の声を聴いてみました。

Aを訪れた通院中の患者は、「初めて訪れたときは、何か怖い感じがして5分ぐらい話して、薬を貰って帰ったような気がします。それ以降は、毎回、同じ質問であり、医師は話を聴いてくれているのかどうかわからないのです。なぜなら、医師は、いつもパソコンと向かったままなので、診察時間は2分間くらいで、薬はほとんど替わったという記憶がありません。眠れないと言ったら、『そのうち眠れるようになる』と言われたけど、なかなか眠れないので出された薬を2回分いっぺんに飲んだと言ったら、『医者の処方を何だと思っているんだ！』と怒鳴られました」というのが、まず、口から出た言葉でした。「それである日、自分の病気のことを聞いたら、『うつ病だね。病院の機械で検査して診断が出ているから、薬を飲んでおれば治る』と一言言われただけでした」ということです。

Bを訪れた通院中の患者は、「まず、待ち時間は長いけど、医師はゆっくりと時間をかけて私の目を見て話を聞いてくれましたね。病気のことも、『長い間、お疲れでしたね。神経の疲れすぎから来るものでしょう。診断と言っても、今日1日の短い時間でわかるものではありませんので、様子を見ながら少しずつ説明して行きましょう』と言われ、『心の疲れは、神経の疲れによる身体の疲れを招きます。神経の疲れというのは、セロトニンという神経という電線の電気の流れを司るホルモンが減少することによって、出てくるものなのです。さしあたり神経の疲れを取るために、神経のセロトニンを増やして電気が良く流れるようにする薬を出してみましょう』と薬の説明は、副作用まで詳しく説明してくれました。それに、毎回の診察でも、私の訴えのたびごとに『処方を検討をしてみましょう』と薬を替えたり加えたりしてくれました」とのことです。

そして、さらに「今まで患者の目を見て話してくれる医者は、あそこの医者が初めてでしたね！　どこの病院へ行っても医者は、パソコンの画面とキーボードを見ているだけで、患者の顔も見てくれないし、あそこの医者のように患者の目を見て話を聞いてくれる医者は、今まで見たことがありません」と言うことでした。

このように、大きな違いが見られたため、両方の医師に、「『うつ病』というのは、どのような疾患として考えていらっしゃるのでしょうか」という質問を投げかけてみたのです。その結果は、以下のように、まったく異なったものでした。

前者Aでは、「うつ病というのは、『脳の機能障害』であり、薬物療法が効果的であると考えています。無用な説明をするより、まずは、薬を飲ませることに主眼を置いていますね」ということでした。

これに対して、後者Ｂにおいては、「うつ病の患者に限らず、訪れる患者のほとんどは、いろいろなストレスを体験しており、かなり心を病んでいると思われます。特に『心の病』の場合は、サラリーマンに多いところからみますと、脳神経の機能的な低下は、あくまで結果であり、心の問題を受けとめるのが先決だと考えていますので、心理カウンセリングと薬物療法の併用が効果的なように思えます」と医師の考え方についても、大きな違いが見られたのです。

この二つが、本邦におけるうつ病に対する考え方の両極と言えましょう。これによって、心理カウンセリングを行うか、薬物中心で治療を行うのかが決まってくるのです。

ＡとＢは、まったく相反する考え方を持っているのではありません。Ａは、「うつ」という結果だけに目を向け、「うつ」が改善されれば、それで良しとする考えを持っているのです。これに対してＢの方は、「うつ」はあくまでこれまでのさまざまなストレスなどの結果としてとらえて、その原因や要因に目を向け、万が一の自殺をも念頭に置いています。

患者は、薬を飲んで元気になったとしましょう。しかし、彼を取り巻く現実の社会・職場は、まったく変わっていないばかりか、彼はその職場ゆえにうつ病になったのですから、「職場社会を変える」か、「彼の受けとめ方を変える」ところに重点を置きながら、心理療法を行うという立場に立っているということです。

ちなみに、有名な脳外科医であるペンフィールドは、「脳の機能と心を同じように考える人たちがいるが、まったく異なるもので人間は心を持つ動物である」と明言している（脚注　ペンフィールドは、人間の脳に電気刺激を与え、脳に身体部位局在が存在することを発見した。そのため、足が切り落とされても脳に記憶が残っており、切り落とされた足が痛むという「幻肢痛体験」が有名である）。

医師のうつ病観により、これほど著しい違いが認められるのであれば、当然ながら、うつ病者患者を受けとめる診療所の診療体制も比較検討する必要が出てきたのです。

精神科医の診療体制の比較

院長の年齢、専門医としての経験年数については、両者ともほぼ同様でした。また、専門医不足のおり、両者とも医師の確保には、かなりの苦労を強いられていると、異口同音に訴えていました。それゆえ、医師数においては、A・B両者とも問題にするほどの違いは認められませんでした。そのため、共通点としては、国家行政の方針に従い、医師1人当たりの平均診療患者数は、ほとんど違いがありませんでした。

しかし、Aでは、毎日、専門医経験10年以上の2人の医師が、ほぼ同人数の患者の診療を行い、ほぼ平等の俸給でした。診療終了時間は、午後6時ちょうどであり、同時に施錠されていました。

これに対して、Bでは、専門医経験10年以上の医師が、80名以上の患者の診療を行い、研修医を終えたばかりの自称専門医は、日により異なりますが、「契約」により5人から10人程度の患者の診療を行っていました。ちなみに、研修医を終えたばかりの医師の給与は、時給2万円から5万円と膨大なものでした。診療終了時間は、午後7時から8時頃であり、同時に施錠されていました。

ある情報筋によると、この県では研修医終了直後の医師の時給は、全国平均（1万円。ほとんどの場合、経営者より多いのです）に比べ、大幅に高く（2万円から10万円）、本来の専門医の診療人数が多く、研修医終了直後の医師の診療患者は、ほとんど数えられるくらいの人数であるのが常識となっているとのことでした。

ちなみに、同じ情報筋によると、この県での医師の自殺者は、5年間で10人以上にはなっているということでした。全て超多忙の医師たちであったとのことです。葬儀・埋葬に立ち会った僧侶によりますと、このような情報は一切、表に出ることがなく、彼らの正式な葬儀もなく、斎場で数人の家族に見守られ、秘かに葬儀が行われ、即刻、埋葬されるとのことでした。

患者の数は、不景気であると言っても減ることはないにも拘わらず、多くの患者を抱える医療機関にあっては、現実的には、少数の専門医が診療を担当し、膨大な時給を要求する医師を雇用し、国家行政の悪意に満ちた指針の尻拭いをし、果ては、疲れ果ててうつ病に至る医師が激増しているのが真実の姿であるようです。この傾向は、いかに医師数が増えようとも変わらぬ現実となるでしょう。

いずれにしても、今日の医療情勢においては、専門医の極端な減少などにより、ようやく一般社会でうつ病は「心の風邪」と言われようになりましたが、しかしながら、容易に専門医療機関で、然るべき診療を受けることは困難であるように感じられました。これの代替えとして、一般内科医が抗うつ薬を処方することが多くなっているのですが、「心を受けとめる」ことなく、本来の風邪と同じようにただ、薬を出すだけでは、とてもうつ病の治療にはならないのではないでしょうか。

心理療法を行うか否か

次に診療所のスタッフについて、比較検討を行いました。その結果、うつ病を「心の病」として対応している医師の診療所においては、少なくとも3人以上の心理療法士が常勤として勤務し、事務職員は1～2名でした。これとは異なり、「脳の機能障害」として捉えている医師の診療所の場合、1名の心理療法士が常勤で勤務し、事務職員は同じ人数でした。当然ながら、精神療法・心理療法にかける時間の割合はもとより、スタッフの数に大幅な違いが見られました。

また、前者の心理療法士は、心理カウンセリングが中心的業務であり、心理検査は付随的であったのに対し、後者では心理検査が中心的な業務であるということでした。前者の場合、現行の健康保険制度では、精神療法への評価が低く、医師不足も手伝って専門医による精神療法を十分に行うには、かなり困難さがあると推測されました。

何しろ、「うつ」の場合、「自殺の可能性」という人間の生死がかかっていますので、専門医の行う精神療法は、通常、10年以上の精神療法の経験者であれば、1時間程度の時間を要し、毎週あるいは2週に1度行われるのが一般的です。現状のうつ病患者数と比較して、これが可能かどうかは、火を見るより明らかでしょう。

そのため、これを補てんするために心理療法士の出番となるのかもしれません。うつ病患者の精神的サポートを、精神科医とともに分担して行っているのが現実のようです。

うつ病における心理的な要素は、あくまで誘因でしかなく要因ではないと主張する見解もありますが、現実的には患者本人が「薬物療法のみでよい」と言うことは、きわめて稀であり、ほとんど、専門医の精神療法と心理カウンセラーの面談を希望しているのが実情です。

統計的には、心理カウンセリングを受けた患者の方が、治療終了までの期間は2カ月以上長いという結果が出ています。しかし、再発率で比べると、心理カウンセリングを受けなかった患者では約45%、カウンセリングを受けた患者では10%以下であるという好成績を挙げています。さらに、薬物のみでの患者は、再発を含め平均して10カ月から数年に至るまで服薬を続けているのに対し、心理カウンセリングを併用した場合、まずは、服薬中止までの期間が大幅に短縮され、3カ月程度で薬剤が不要になります。このため、心理カウンセリングのみの治療となり、6カ月程度で全治療の終了に至っているのが現状です。

このように、治療の全期間は半年程度で充分なのですが、その人が抱えている問題によりそれ以上になることもあります。この結果から推測して、うつ病においても心理カウンセリング併用の重要性が明らかとなったのです。

ただし、単純に診療所の経営的な側面から見れば、薬物療法のみの患者が多い方が人件費が少なくて済み、ある種の固定客となるため、経済効率的には有効となります。しかし、患者サイドから考えますと、いつまでたっても診療所から縁が切れないのも、精神的・経済的な負担となるのではないでしょうか。

ここで、本邦の精神科医療の発達途上性が問題になってきます。先進国においては、「目に見えないサービス」に対する評価は、上昇の一途をたどっています。しかしながら、本邦では、まったく反対の現象が起きているのです。

精神科医の行う精神療法の料金体系についても、この30年間、金額そのものが下降の一途をたどっており、資格制度さえ消滅しています。今日の保健制度においては、わずか５分間の精神療法であっても、１時間の専門的精神療法であっても、まったく同様の扱いである上に、専門医の生活の保障さえ出来ないくらいの安さなのです。これも、医療費削減の結果でしょうか。政府行政は、「自殺予防」を叫ぶ一方で、他方ではこの予防に関わる人たちの生活を脅かしているのですから、「無責任国家」「言い放し国家」と言われても、致し方ないでしょう。

薬物療法だけの医者を選ぶな！

ちなみに、著者が10年以上前に、米国シカゴ市で体験した有資格者の精神療法では、１時間約５万円（50分）であり、通常の30分程度の精神療法でも２万円でした。もちろん、これを行う専門家は、それなりの訓練を受けており、本邦の研修医を終えたばかりの自称〝精神科医〟とは、大きな違いが見られました。

支払いについても、ほとんど生命保険に付随した健康保険があり、所得にかかわらず、問題なく精神療法を受けることが出来るシステムになっていました。生命保険の加入者は、定期的にカウンセリングを受け、定期的に健康診断を受けておれば、それだけ、健康管理がなされていると判断され、生命保険の掛け金が安くなるシステムになっています。保険会社としてみれば、不慮の災害や、手遅れの病気で加入者が死亡すれば、健康管理費用の数十倍〜数百倍の保険金を支払うことになるため、むしろ、カウンセリングなどの支払いの方が、よほど安くて済むことになるということでした。まさしく、米国的合理主義の産物であろうと思われました。

繰り返しになりますが、本邦においては、研修医を終えたばかりの自称〝精神科医〟であっても、10年以上の専門的精神療法技法修得の経験を持つ医師も、健康保険制度下では同様の評価であり、3千円なのです。

仮に、1人当たり50分の精神療法を行ったとしましょう。24時間働き続けない限り、通常の勤務であれば、1日10時間行ったとして、3万円強の収入となります。これに再診料や処方箋料を加えても、4万円には到底満たないのです。全ての業務を1人で行うのであれば、十分すぎる収入となりましょうが、受け付け業務、カルテ出し、精神療法や身体管理などの診療、採血や注射などの処置、処方箋の印刷、全ての料金計算、そして会計業務などを行うと、1日で換算すると3時間程度の超過になります。10時間にこの3時間を加えると、単純計算でも13時間となり、昼食はもちろんのこと、トイレにも行けないことになります。さらに、多くの書類を提出しなければならず、疲弊すること間違いなしです。

このように、疲弊しきった状態でうつ病の患者を支え切れるかどうか、素人考えでも不可能ではないでしょうか。まったく非現実的な話であるのですが、通常は数人の被雇用者が必要になるのは、サービス向上の面から見ても当然です。結果的には、1日4万円弱の収入では、1人のコワーカーも雇用出来ないことになります。

さらに、現実に戻り、1日10人の患者を受けるだけで済むことはあり得ません。先ほど紹介したとおり、医師1人に患者は数十人以上、受診を求め訪れてくるのが現実なのです。もし、1日10人の診療しか行わないことになったら、うつ病の患者の行き場所がなくなり、自殺者だけで人口が減少するくらいになるでしょう。行政府の考えている現状の改善とは、自殺による人口の減少が目的なのかと疑いたくなります。

先ほどの、うつ病を「心の病」として対応している医師などでは、他に医師を雇用してはいますが、1日に100人程度の受診者が来院し、新規の診療依頼は1日20人を超えているといいます。しかしながら、管理責任者の医師がほとんどの患者の診療を行い、行政府の決めた、医師1人当たりの「適正診療人数」を守るため、新規の診療依頼は週に数人しか引き受けることが出来ないのが現状なのです。5人程度の心理療法士と分担して、精神療法を行ったとしても、今日生まれてくる医師のほとんどは、先輩や書籍などから精神療法を学ぶことを好まず、多くの患者の診療を好まず、結果として管理責任者の医師がほとんどの新規の患者を受け入れることが出来ないまま、昼食も取れないくらいに働いても十分な受け入れと十分な診療が出来ないのが現実なのです。

しかしながら、うつ病の診療に精神療法・心理カウンセリングは、欠かせない治療法であると考えるのが、「古い専門医」の考え方なのでしょう。

結論を急ぐまでもなく、現実の医療行政下ではうつ病に罹患した場合、まず考慮に入れることは、心理療法士が少なくとも数人以上雇用されている医療機関では、確実に心のケアを受けることが可能であり、医師以外に事務員1人、看護師1人程度の医療機関では、薬物療法しか受けることが出来ないと知っておくべきでしょう。

第6章

うつ病は必ず治ります！

――専門医が教える「うつ」の予防と対策

うつ病が治るまでの期間

「うつ病は心の風邪」として、一般に知られるようになって久しいですが、そのためでしょうか、うつ病になっても容易に治ると考えられています。現実的にも、米国に遅れること20年であっても、ＳＳＲＩの認可により眠気もきわめて少ないため、精神療法の効果を上げることが早期に可能となり、容易に寛解を迎えることが出来るようになってきています。

ＳＳＲＩバッシングを行っている一部の医師たちが、「効果が現れるまでの期間が長い」とか、「重症のうつ病には、効果が期待できない」などと、さまざまなことを言っていますが、臨床医としてはまずは、患者の安全第一とすべきでありましょう。著者としては、すでに過去の産物となっている三環系や四環系抗うつ薬の安全性とＳＳＲＩの安全性とは、比べるまでもないほどＳＳＲＩの安全性の方が高いことを確認済みです。一度の処方分を思いあまって、いっぺんに服薬されることを考えると、やはり毒性のない安全性の高い薬剤を選択するのが、臨床医として当然のことではないでしょうか。

（ここで、少しＳＳＲＩについての裏情報を紹介しておきましょう。少しＳＳＲＩの英文論文を読んでいる医師であれば、ＳＳＲＩ、特に世界的に有用性の認められているパキシルに対するバッシングをライフワークとしている医師の名前が、すぐにでも浮かぶはずです。彼に踊らされ右往左往しているのは、日本のマスコミや一部の彼への傾倒医師だけです。彼は、パロキセチンが世界から消滅するまで、方々で混乱を巻き起こし続けるでしょう。すでに、特許期間が切れてしまっている米国のＦＤＡにまで、「自殺の恐れがあるゆえ、若年者には慎重に投与せよ」という「警告文書」を書かせたくらい、執念深い医師のようです。なぜそこまで、パロキセチンのバッシングを行っているのかという理由の詳細は、20～30年くらい前に遡るようです。裏の事情を良く知る人は、「法的規制があり公には出来ないが、今日のようにパキシルが世界で最も多く処方されている限り、バッシングとそれによる混乱は続くでしょう」とのことでした。精神・神経に効果を示す薬剤を避け、知ろうとしてこなかった日本人は、彼にとっては格好の対象であるとも言われています。）

考え方を変えてみますと、仮にＳＳＲＩの効果発現が遅いとしても、月単位で遅れることはありません。数日程度の遅れなのです。それだけ薬物に依存するよりも、まずはうつ病の患者と真正面から向き合うことが第一ではないでしょうか。専門的には、心理カウンセリング、心理療法や精神療法に重点を置くべきではないかということになります。

先に紹介しましたように、「大変、お疲れの様子ですね。これまで、かなりの御苦労をなさって来られたのでしょうね」と患者の顔・目を見ての診断が先決でしょう。そして、これまでの経緯を傾聴し、労い、さらに傾聴し、労う。その間に治療者からは、患者の持ってきた病理性（病気の要因など）が明らかになり、患者の側からすれば「来て良かった」と感じるのではないでしょうか。

初めての面談では、なかなか患者はリラックスして話せないことが多いのですが、ゆっくり話し、患者の訴えに耳を傾ければ、「神経の薬は怖い」と思っていた患者であっても、容易に薬の説明に耳を傾けてくれるはずです。ＳＳＲＩと三環系・四環系抗うつ薬の効果論議をしていたい医者は、薬の自動販売機にでも発注することを考えておれば良いでしょう。

薬物療法は、うつ病には極めて効果的であることは現実が証明するところですが、患者の心に目を向けることなしには、効果は半減することも実験的に判明しています。そして、うつ病の寛解までの期間は、うつ病に罹患した患者との付き合い方によって、かなりの開きが出てくることも明らかになったのです。ここまでは、一般的、典型的なうつ病の場合です。

「うつ」には休養が第一

これらに踏まえて、さて、うつ病にかかった場合、一体何が大切なのでしょうか。大事なのは、まず疲弊した心と身体には、何よりも休養を与えることが第一でしょう。「休養に勝る薬はなしですね」と伝えるとともに、合わせて「薬だけの治療」ではないということも伝えることにより、患者には安心感を与えます。そして、あくまで休養が大切であり、薬物療法は現在の症状を少しでも早く軽くし、治るまでの期間を少しでも早めるということを理解していただくということが大事です。「治るのを待っている御家族や会社の人たちのために、出来る限りの治療を試みましょう」と伝えることとです。

そして、現在の考えることの出来る全ての治療法（電気ケイレン療法や磁気治療法は除く）を駆使すれば、また患者の訴えに真正面から、患者の訴える心に真摯に向きあえば――あくまで初めての出会いの日を大事にし、最低でも1時間程度の付き合いから始めれば――従来型のうつ病の場合、2週間後に訪れたときには、まず「8割がた良くなりましたね」と告げられるのです。

SSRIという抗うつ剤は、約7日目頃から効果を発揮するのですが、初めての出会いの日に「必ず良くなりますね」と告げること、薬の安全性と薬の効き方を素人でもわかるように説明し、「治るまで誠心誠意お付き合いさせて下さい。お願いしますね」と、むしろ治療者側から付き合いの継続を願い出ることが大切でしょう。そして、「初めて薬を飲まれるのですから、相性というものもあるでしょう。もし何か異変がありましたら、即刻、ご連絡を下さい。遠慮はまったく不要です。ただ、この薬が認可されて以来、異変とおっしゃったのはお1人だけで、その方は薬をポケットに入れたままズボンを洗濯機に入れられて、もう一度薬を出してほしいと言われた方だけでした」と常に連絡が可能であることを伝えることも重要でありましょう。

心理療法などを併用しますと、軽症の場合は1カ月間でほとんどが改善するのが一般的です。しかし、疾患の改善と現実社会への復帰は異なります。やはり、ゆとりを持って3カ月程度の期間をみた方がいいでしょう。また、かなりの重症であっても、家族へのカウンセリングや職場への対応などの環境の整備に手間取らなければ、疾患だけの改善であれば長くて6カ月間というのが一般的です。

しかし、すでに紹介したように、うつ病にはさまざまな周囲の状況が介在するため、いざ復帰となると、各々、まったく異なることが判明しました。うつ病そのものは、1カ月から3カ月で治るのですが、問題は復帰を邪魔する要素があまりにも多いということでしょうか。いわば「心の風邪」は、誰でもかかるという意味だけではなく、風邪のように短期間で治るという意味も込められているのです。

しかし、別の観点から考えますと、「風邪は万病のもと」とも言われまして、早期に的確な治療を行う限りにおいては恐るるに足りませんが、もしも「心理療法」を怠るような「手抜き治療」では、「肺炎」になって命を落とすこともあり得ましょう。

周囲からの援助が大切

さらに、うつ病の対策でもっとも重要で大切なことを述べていきましょう。

「うつ」あるいは、「うつ状態」を経て「うつ病」への対策を考えるとき、欧米では日頃からの「健康づくり対策」が軸となります。しかし、本邦では「早期発見・早期治療」が中心で、より進んでいても「予防対策」がせいぜいです。それほど本邦の医学医療には、欧米からの遅れがあるようです。このような前提に立って、まずは、具体的な対策を考えてみましょう。

従来型のうつ病にかかる人たちに対して、あるいは、うつ病の予防対策として医療従事者を含め良く知らない人たちは、「そんなに仕事に打ち込むことはないよ。少し手を抜いてやれば、うつ病なんて吹っ飛んで行くよ」と助言らしきことを言う人を見かけます。さらに、「趣味を持てばいいいんだよ。仕事にだけ身を捧げるなんてナンセンスだよ。いろいろな趣味を持って気分転換をすればいいんだよ」などと無責任なことを聞くことがあります。もっとひどいのは、「出世なんて人それぞれだよ。頑張りすぎるのも考えものだ。身を粉にして働いても、出世できるのはほんの一部なのだから」とも聞きます。これらの提案は、ほとんどが似非《えせ》専門医から出ていることが多いのです。

これらは、うつ病などの予防対策としては、あまりにもお粗末すぎると思いませんか。不幸にしてうつ病にかかる人たちは、「仕事に熱心になることによって、自分の立場を守る人」なのです。そのため、「手抜きをするなどもっての外であり、仕事に熱心に打ち込めば打ち込むほど、満足感を得ることができる」人たちなのです。

また、うつ病にかかる人たちは、「趣味に打ち込むほどのゆとりがあれば、その分、仕事に打ち込む」のです。そのため、うつ病にかかる人たちには、「無趣味」と言われる人たちが多いのです。いわば、「仕事が趣味であり、趣味が仕事である」と言っても言い過ぎではないでしょう。また、「仕事があって、はじめて存在感を持てる人たち」ですから、その仕事の出来具合に対する評価には、特別敏感になる人が多いのです。

さらに、上司・部下に気を使い、「うまくいく」ことに人生を捧げる秩序愛の持ち主です。これも疲弊のもとになります。

プロ野球の選手は、「野球が私の生き甲斐であり、人生そのものなのです。グラウンドに立ったときに、その生き甲斐の強さを感じるのです。そして、打ったときのファンの歓声を聞くと、たまらないくらいになりますね」とインタビューなどで話ししています。基本的には、うつ病にかかりやすい人たちの思考法と同じではないでしょうか。異なるところがあるとすれば、

「グラウンドに立ったとき」は、「職場に入ったとき」でしょうし、「ファンの歓声」は「周囲の評価」でしょう。ただ、野球の選手の場合は、「野球が好きだから野球をやっています」と答えるでしょうが、うつ病にかかりやすい人たちは、必ずしも「仕事が好きだから仕事をやっている」とは言わないことでもあります。

しかしながら、いかんともしがたいのが、野球好きの野球の選手であれ、仕事熱心なうつ病傾向の人たちであれ、前者は「スランプ」として現れ、後者は「うつ病」として現れてくるのではないでしょうか。両者とも、身動きのできない状態になるのです。

まず、このような状態に陥った人を見かけたら、「周囲からの援助」が必要となりましょう。周囲の援助がない限り、両者とも元に戻ることが出来ないと思われます。このような周囲からの援助は、野球であればコーチからのちょっとした助言を始めとした休息であり、うつ病であれば周囲の休息への配慮であり、治療者からの積極的な休息の勧めなのです。

もちろん、ただの休息の勧めでは、ほんの一時の効果しか望めません。「労いの言葉」や「ともに美味いものを食べる」のが、野球の選手への対策でしょう。しかし、ここで異なるのがうつ病の場合、食欲を始めとしてほとんどの「欲」が減退するところに特徴があり、これを改善してくれるのがＳＳＲＩをはじめとした抗うつ薬なのです。しかし抗うつ薬は、症状には良い効果があるのですが、心の中までは変えてくれません。そこで必要となるのが、心理療法や心理カウンセリングなどです。

日本人には、「仕事熱心、几帳面、秩序を守る、争いごとを避ける、他人からの評価を気にかける」というものが、ある種の「美徳」として考えられてきた歴史があります。「自己犠牲の精神」が、日本独特の目指すべき精神となっているように思えます。そのため、欧米人のようにプライベートを楽しむことは、ある種の「悪」と捉えられてきたように思えるのです。

どれほど「現代人は変わった」と言われても、その中には、連綿として受け継がれてきた日本人性が残っているのかもしれません。

このような日本人性を残したまま、西欧の生活を真似ようとしているのが、現代人と言われる人たちのような気も致します。いずれにしても、日本人は、今さら日本人性を変えることのできない人たちなのですから、誰でも「うつ」に陥る可能性が潜んでいると考えてもよいのではないでしょうか。その上で西欧の真似をするのでしたら、予防策も考えうると思います。

「80％人間」を目指せ

最近、外資系の会社には、一定の成績を上げた人たちに「海外旅行」という制度が広がっています。上司から、「ゆっくり、海外で遊んでこいよ」と送られて行く姿が目に浮かびます。島国の日本人は、一度、海外の空気を吸うとどうも海外旅行依存症になるようです。この傾向は、20代の若い人たちより10年選手の社員に多くみられると言われます。

日頃は一生懸命働いて、お金が貯まれば夫婦揃って海外旅行に出かけるというのは、「常に閉鎖された社屋にいて、疲弊しきるまで働く」という悪習慣を180度転換してくれます。これは、「うつ」の大きな予防策ではないでしょうか。楽しみは「毎日の晩酌だけ」から、一転して「晩酌を止めてお金を貯め、今度は少し遠くまで行こう」と明るい目的のある会社生活となるでしょう。

特に大事なのは、会社組織の中で上司となっていく人たちには、「社員を120％働かせることが業務ではなく、社員を『80％人間』にして、この人たちを上手に働かせること」を指導すべきでしょう。5分で昼食を済ませる習慣の日本人は掃いて捨てるほどいますが、せめて「食事は30分以上はかけなさいね」と指導するくらいの上司が望まれます。

現在は知るところではありませんが、著者が公務員であった頃、職員の間では、「1時間で出来る仕事を1日かける。1日で出来る仕事を7日で仕上げる」のが常識であったと聴いています。ほとんどの病気において、公務員の有病率が低いのも納得できます。

しかし、民間ではほとんどが激しい競争社会であり、競争に負ければ先の人生がなくなってしまうのです。もちろん、天下り先もありません。民間企業に属している人たちが、税金を支払うことにより、先のような公務員を養っているのです。

公務員は、ほとんど批判や非難されることがないと言われます。どのような不祥事であっても、ほとんど最高責任者が責任をとるというシステムになっているからでしょう。これは、大きなストレスから逃れることが出来るということでしょう。

民間企業でも、この点を見習う必要があると思いませんか？　いかなる事態が生じても、責任は全て社長がとるというシステムには、ならないのでしょうか。日本独特の「トカゲのしっぽ切り」は、上司の失敗まで末端の社員が責任をとるという悪しき習慣です。外資系の会社でしたら末端の社員の不祥事に対しても、本社のある海外からであっても、社長が陳謝に来ます。

著者の診療所であった事件ですが、ある薬剤の添付文書に記されていない副作用が見られたのです。「このようなことがありうるのか、あり得ないのか、患者の特異体質故なのか」と日本の本社に詰め寄ったのですが、半年間ものらりくらりの返事であったため、「日本の本社で回答が出来ないのであれば、本国の指示を仰ぎたい」と申し出たのです。それでも、回答までに3カ月も要したため、「この間の、時間の浪費に対する陳謝と、薬物の実態を説明してほしい。日本では、すでに回答が得られないことは了解したので、即刻、本国からの回答を一両日中に出してほしい」と申し出たところ、さすがにスイスの大手製薬会社。翌日に社長が、著者の田舎の診療所に飛んできました。彼は、「日本には責任がありません。全ては、本社の私に責任があります」と述べて、詳細な経緯を文書に記して持参したのです。内容は別として、日本の社員には、一切の責任追及は行われず、社長の交代で事件が締めくくられたのです。そして、社長の交代とともに、会社は他の大手製薬会社と合併し、一から出直すこととなったようです。

これほど、社員を守る体制が出来ておれば、「80％社員」も長期にわたり、安心して働くことが出来るでしょうし、健康も守られるはずです。日本の企業とは大きな違いでした。「120％社員」を作り上げて、うつ病をはじめ他のさまざまな心身疾患で短期に退職をされたり、長期休職をされたりするより、よほど効率が上がるのではないでしょうか。まさに、日頃からの健康づくりの大切さを知った次第です。

新しい、その他の「うつ」への対策

先に紹介しましたが、1970年代を境に日本人は、強制的に日本人の伝統的な精神を放棄するようになってきました。いわゆる、「褒めて育てる」という国の方針です。以来、日本にはなかった「新しい、その他の『うつ』」が出現してきたのです。

「これだけ疲労したのは、上司が余計な仕事を言いつけたからである。自分は自分の思う仕事の仕方があったのに、周囲が自分をここまで追い詰めたのだ」と自らの疲労や「うつ」の原因を、周囲に求めるようになってしまったのです。その「周囲」が広がって、「会社が自分を病気に仕立ててしまったのだ。会社は責任を取るべきだ」と訴える時代に変わってきたのです。

このような現代人と言われる人たちは、「褒められて育ってきた」ために、先の日本人性を持つ人たちとは一転して、自分を研鑽することを嫌うようです。先輩などに習って、一歩一歩積み重ねながらいろいろな仕事を学んでいくこと、何年もの間、先輩たちが積み重ねながら学んできたことを、同じように習得していくことを嫌う傾向にあるようです。

端的に表現しますと、入社と同時に「自分は1人前の仕事が出来る」と錯覚してしまっていることが多いのです。しかし、現実の仕事では、どこの分野でも一朝一夕に全てをマスターすることの出来るものは一つもありません。彼らには、そのような現実があることを知る機会がなかったのです。入社して、自分の足で立たなくてはならなくなった職場では、誰1人として褒めてくれません。先輩たちから見れば、彼らのような新入社員は、「何も知らない、まったくの素人」としてしか受けとめられていないのです。ここに、大きなギャップが出来てくるのでしょう。

著者の属している医師の世界でも、同じような現象が見られます。研修医を終えたばかりの、医師免許を取得したばかりの医師が、赴任早々から通常の医師であれば、10年以上の訓練の必要な手術を手がけようとして、上司や先輩から厳重な注意を受けるという光景を稀ならず目にします。

そして、注意を受けた若き医師は、「自分は今まで、全て正しいことを行ってきた。どのようなことを行っても注意されたこともなく、叱られたこともなかった。10年も訓練が必要な手術なんてあるわけがない。自分はこの手でやり遂げられると思っていた。それをあんなに厳しく注意をするなんて、自分の才能に対するやっかみに決まっている。しかし、この気持ちをどうしてくれるのだ。皆の前で注意をするなんて大きな恥をかかされた。これから、医者として生きて行く場所がないではないか」と考え込み、自分の才能に対して過小評価されたとして「うつうつ」とした気分になり、ついには、うつ病と診断されるに至ることが多くなっているのです。

若き医師の自殺が多くなっているのには、ほとんど同じ動機であることが多いのです。「褒められて育った子供たち」が、大人になったときに待っていた現実なのでしょう。これまでは皆無であった医師たちの受診が、著者のところにおいても激増しているのです。

ところで、専門医としての経験からは、こうして褒められて育った人たちほど社会での生き方に幼稚なところが多いので、その幼稚性を了解したうえで優しく、しかし、毅然とした助言を行うべきだと思っています。安易な彼らへの叱責は禁物です。彼らは、叱責されることに慣れていないばかりか、一度、叱責されると、そのまま心の扉を閉じてしまうことが多いのです。ある意味では、純粋ともいえましょう。長年、褒められて育った彼らには、「自己洞察」の習慣がないばかりか、「自分を評価する能力」にも欠けていることが多いのです。

いずれにしても、長い付き合いになるのですから、少しずつ「自己洞察」と「自己評価」の力をつけるように援助していくことが肝要ではないでしょうか。

褒められて育った彼らには、意外と周囲に厳しく配慮しながら育った人たちには見られない、「閃き」が見られることも稀ではありません。また、メランコリー性格の人たちのような、自分を抑えつけながら生きてきた人とは違って、奔放なところが多いので周囲に気遣いなく言い難いこともはっきりと主張し、職場などの改善や上司のワンマンさに対して、なんらの拘りもなく、指摘する場面を見かけますので、付き合い方次第で元気で活発な職業人となることも往々にしてありうるのです。

このような人たちが、うつ病に陥った場合、ほとんど同時に、彼らを育てた親たちもうつ病になることが稀ではありません（これを第3のうつ病と言います）。

さて、このような人たちに対しての具体的な治療ですが、まず、彼らがうつ病になった場合、

ＳＳＲＩなどの薬物療法を選択する前に、心理カウンセリングが有効なようです。そして、付随的に少量の新しい抗精神薬を処方するのが一般的です。彼らの場合、メランコリー型性格によるうつ病と異なり、心身ともども疲弊していることは少なく、むしろ軽い心の傷を負ったために陥るうつ病（ＰＴＳＤ）に近い状態となります。そのため、傾聴に傾聴を繰り返し、彼らの有意性を取り戻すことに主眼を置くのです。彼らは、自らの有意性が認められれば、比較的、容易に回復していくのです。たとえ、重篤なうつ病に陥っているように見られたとしても、抗精神薬の処方で「周囲からの過小評価を少なく感じる」ようになれば、早期に自分を取り戻していきます。

結局のところ、メランコリー性格のうつ病が、うつ病対策のもっとも中心的課題となることを示してくれたのです。その他の「うつ」を訴える人たちに関しては、先に紹介したとおりであり、それぞれの対応で、事足りると思います。

いずれにしても、社会が健康に向かえば、「うつ」になる人たちも減少していくことでしょう。その中で、仮にうつ病になったとしても、しかるべき対応が確立していますので、よほどの非常識な治療を行わない限り、通常のうつ病であれば、必ず治ることが約束されています。

「うつ」の人はもっと他人に頼れ！

ちょうど、今、先輩の産業医をしている内科医師より便りが届きました。「今日、意外と若い人たちにうつ病が増えてきており、しかも、そのほとんどがメランコリー性格でありました」ということでした。

やはり、今日にあっても、社員には１２０％を求めず、80％にとどめる会社が伸びて行くでしょうし、うつ病の罹患率も激減していくでしょう。もし仮に、うつ病にかかったとしても、先に紹介したとおり、基本的な治療が行われている限りにおいては、寛解に至るまで長くかかることはないでしょう。

未だ脈々と流れている「日本人性格」ではありますが、日本人であるがゆえにうつ病になる機会が多くなり、日本人であるがゆえに早期に改善していくということを、今さらながら感じている次第です。

日本人は、心から他人に頼るということを恥じる民族のようです。もし、日本人が頼ることに慣れれば、大幅にうつ病は減少していくでしょう。「１２０％人間」が求められる今日、初歩的には、「80％人間」を評価する職場作りを行えば、自然と20％の仕事は他人に頼らざるをえなくなります。頼ることが慣例になれば、120％の人たちへの評価が下がることとなるでしょう。

ところで、米国で確認された、心筋梗塞や脳動脈疾患などのような命に関わる疾患の危険因子（リスクファクター）を持っている人たちは、「せっかちで、負けず嫌い、仕事中毒」傾向にあると言われます。1969年、街の開業医であるフリードマンとローゼンマンは、外来患者を10年間調査し、このような危険因子を持つ人は、そうでない人たちより6倍も多く罹患していることを確認したのです。彼らは、このような人たちを「タイプA行動パターン」と命名し、全米に警告を発したのです。

これを受けて、すでに米国では国策として、「120％人間」である「タイプA行動パターン」の人たちへは、「投資多くして見返り少なし」として、採用を控える傾向にまで至っています。そして、タイプA傾向の人が、点数にして100分の60～70に下がらない限り、就労するところがなくなったのです。もちろん、100分の80以上のタイプA傾向を持つ人は、何年かかっても60～70に下がるまでリラックスのトレーニングやカウンセリングを受けて、就労しなければなりません。まったく日本とは反対の現象です。

日本人は、大枚の投資をして1人前の職業人となり、「命をかけて仕事に取り組む」ことが美徳であり、そこで命を失えば名誉として評価されます。しかし、米国人は、「これだけ投資を行ったのであるから、それなりの結果を出すこと」をもって美徳とします。まさに、浅はかなＤＳＭ－Ⅳ－ＴＲの表層的理解をしてきた日本人と、これを創り上げた米国人の違いが明らかになっています。

今さら、日本の特攻隊の精神を持ち出すのも時代錯誤でしょうが、日本には依然として、特攻隊の精神が根強く残っているように思えてなりません。「極貧の中で、高価な飛行機を破壊してでも、相手に向かっていく」日本人の精神構造と、あっさり「原爆」で街全体を焼土としてしまう米国人の現実性には、大きな開きがあると思われます。

このような、大きな開きのある人間性を、同じ評価尺度で判定することには、かなりの無理があるように思えます。人間であれば、「生きているからこそ、いかなる可能性も考えられる」という、米国の考え方に傾かざるを得ないのではないでしょうか。

おわりに――競争社会がつくるうつ病

本書の記述を通じて、うつ病をはじめ、その他の「うつ」を患う人たちは、本人の特性の有無には否めないところがあるにしても、ほとんどの場合、社会や歴史が作り上げたと言っても過言ではないことが理解されたと思います。

「境界型人格障害」の人たちは、自分に都合の悪いことは全て他人や社会環境のせいにします。しかしながら、「うつ」を語るにあたっては、「社会環境のせいである」などと言うよりも、「社会そのものの在り方に根源的な問題」があることに気づかれたと思います。

競争社会がどんどん加速している今日にあって、一方では、「自殺者の防止策」を国家政策として強調しながらも、もう他方では、「うつ病者の生産促進」を行っている国家行政には、疑問を通り越して怒りさえ感じます。加えて百歩譲っても、自殺予防やうつ病の治療に関わる専門医の養成は、ほとんど行われることがなく、人をあたかもパソコンのように瞬時に診断できるという「うつ病診断器」と、人の心は無視して脳の働きを変えるという「うつ病治療器」

の量産化が目論まれているだけのように感じられるのです。

事実、国営放送からは、これらの機械の紹介は克明に行われているにも拘わらず、心の治療である「精神療法」や「心理カウンセリング」などは、わずかしか放映されません。これに勇気づけられた「新進気鋭」の若き「専門医」たちは、歴史の中に「悪徳治療器」として消えた「電気ケイレン療法」による乱療を堂々と行ってきています。

同時に国家行政は、社会保険庁を通じ、精神科・心療内科専門医に対しては、額面にして昭和40年代の半分の精神療法点数を押し付けてきています。これに追い打ちをかけるように、専門医1人当たりの診療人数制限となれば、苦労をして精神療法を学ぶ医師はいなくなってしまうでしょう。当然ながら、生活の成り立たない精神科・心療内科を選択する医師も激減して行くでしょう。

すでに、統治能力を失い混乱した行政の中で、どのように「うつ病」を考えたら良いのでしょうか。二大政党とは名ばかりの、似た者同士が国会議事堂で論議なるものを行っても、決して結論は出てこないでしょう。精神科医・心療内科医が貧困にあえぐ姿を見ながら、「自殺を防止しろ」と叫ぶだけでは、税金のムダ遣いであろうと考えられます。

税金のムダ遣いのツケを、弱者たる庶民に支払わせるという、実に卑怯な国家行政とは思いませんか。生産優先の日本の国は、次々と新たな「うつ病」を生産していくでしょう。

なぜ今になって「自殺防止策」が叫ばれるのでしょうか。大企業優先と国家行政の身勝手の結果、なりたくもない「うつ病」にかかっていくのが庶民です。２００８年より、うつ病患者への国家補助の法律は消失しました（精神障害者通院医療費公費負担制度）。国民がかかりたくてかかった「うつ病」でもないのに、一旦、うつ病になれば国からはお払い箱です。

長年、給料から天引きされてきた健康保険料は、どこへ行ってしまったのでしょうか。サラリーマンは、患ったときのために、毎月、毎月、自分の給料から強制的に天引きされてきた健康保険料を黙って納めてきました。最初は、「うつ」になっても、当然、全額無料で治療を受けることが出来ました。それが1割負担となり、2割の負担となり、ついには、3割の負担となっていたのです。仕事ゆえに疲弊しきって「うつ」になっても、容易に医療機関へも訪れられなくなってきています。医療費は、年々低下の一途をたどっているのですが、負担額ゼロから3割ともなれば、家計への圧迫は免れないのではないでしょうか。行政は言います。「受益者負担が基本である」と。健康保険料は、掛け捨てであったようですね。1兆円規模というミサイル防衛システム（ＭＤ）を買うために、使われてしまったのでしょうか。

このような本を書く人間を抹殺するために、磁気治療器の販売を機会に、過去の遺物である「電気ケイレン療法」の自由化を目論んでいるのでしょうか。確かに、電気ケイレン療法を受けると、考えていたほとんどのことを忘れてしまいます。感情も鈍磨してしまいます。磁気治療器の宣伝は、「電気ケイレン療法」復活のための布石であったのかもしれません。先端医療機器である「うつ病診断機器」は、若き精神科医からは大歓迎を受けているようです。「磁気治療器」や「電気ケイレン療法」も、同様に大歓迎を受けていると聞きます。事実、これに関しての論文が激増しております。

これに対して、「心」を扱う技法、「心」に影響を与える「薬剤」に対しては、バッシングか、無視、否定の連続です。心理療法は、歴史の彼方に追いやられるのでしょうか。同時に、人間の心は、サイボーグ化を求められているのでしょうか。国の広報機構である国営放送局からは、「庶民に心など持たせてはいけませんよ」と優しく聴こえてくるのは、著者の幻覚でしょうか。

新たな「うつ病」を通して、次から次へと人間は、「機械化」されていくようでなりません。再度、強調しましょう。**「人間は、心を持っているからうつ病になります。心の病は、心の治療からしか始りません」**と。

発達途上国の、心ある医師よ！　立ち上がるときが来たのではないでしょうか。

補章　子供のうつ病

子供のうつ病に関しては、その原因、その経過などについて、未だタブーとされているところが多すぎるため、今日、許される表層だけの紹介にとどめましょう。

子どもの「大うつ病」の時点有病率は、児童期で0・1から2・6％、青年期で0・7から4・7％とされています。確実にうつ病と診断された子供のうつ病の最低年齢が3歳であることは、小児精神医学の専門医の間でさえも、あまり知られていないようです。著者の知る限りでは、ここでの記載が、本邦では初めてとなるかもしれません。

全てが本邦におけるケースではないため、詳細については専門書に委ねるとしまして、この3歳のうつ病と診断された子供は、心理療法（小児の場合、遊戯療法が一般的です）もおぼつかないため、まず、AというSSRIが少量処方されたのですが、血圧の低下が著しく、継続服用が困難であると判断され、BというSSRIが処方されましたところ、劇的な改善を見たということでした。

ここには、小児うつ病の存在を知らない「小児専門医」であれば、おそらく「発達障害」あるいは、「未熟人格児」として処理されていたであろうと記されていました。さらに、これまでも小児のうつ病は存在したのであろうが、これを診断できる専門医がいなかったため、分類好きな医師により特殊児童施設へ送られ、特殊児童としての生涯を送ったのであろうとも記されています（本邦では、7歳以上でなければSSRIの処方が困難であるため、原著の紹介はあえて避けることにする）。

小児うつ病の存在が報告されたのは、すでに30年前になります。以来、小児を専門とする著者のところでは、増加の一途をたどっています。しかし、小児の場合、大人のうつ病の子供版と考えるのは、大きな誤りです。大人のうつ病は、先に紹介致しましたように、「うつ病」であることがはっきりとわかります。しかし、子供のうつ病を理解するには、それなりの特別な訓練を修得する必要がありましょう。

まず、大人でさえも自分の心を表現するのには、「言語では7％」であると言われています。言葉で心を表現できるのは、わずか7％であるということです。大人の場合は、表情筋が発達しているため、表情でも心の状態を表現することができます。身ぶりや手ぶりもこれを補ってくれるでしょう。さらに、大人の場合は、「時間的な経緯や概念」「理論的表現」「抽象的表現」、さらには、「例え」という言語表現を使用することができます。「まとめて話すこと」が出来るのも、大人の特権でしょう。感情表現も豊かになっていますし、相手にわかりやすく、「伝える努力」することも出来ます。具体的な希望を表現することも出来ますし、「はい」と「いいえ」も明確にできましょう。しかし、子供のうつ病の場合は、ちょうど大人のうつ病とは反対であると言っても過言ではないでしょう。

3歳児のうつ病の場合は、特別なケースとしても、少なくとも本邦で認められている7歳以上であれば、それなりの訓練を受ければ、比較的容易に診断できるのです。言うまでもなく、子供の場合、「私は憂うつです」とは言いませんので、まずは、3歳前後の第1次反抗期と、10歳頃からの第2次反抗期があることを念頭に入れるのは基本中の基本です。そのため、反抗期に一致してうつ病になることは、かなり稀であることを知っておかねばなりません。

ほとんどの場合、反抗期と反抗期の間の、いわゆる「安定期」に観られることを忘れてはいけません。第2に、その子供の年齢の一般的な心性（心の特徴）を理解し、あたかも、その子供の年齢になったかのような、心の準備をする必要がありましょう。第3に、「診断すなわち治療である」という、小児精神医学の基本的なアプローチを行う心の準備が必要となります。

小児のうつ病の特徴としては、大人のうつ病に比べ、ほとんどの子供において「元気である」のです。もちろん、「この頃元気がないのではないかな？」などの愚問は行わないことです。さらに、「なんとなく元気がない」というのは、大人である親からの判断であり、まずは、情報としては、有効とは言えません。多くの場合、慣れている家の中では見つけられるような症状がなく、保育園、幼稚園や学校などで気づかれることが多いのです（うつ病として気づかれるのではなく、問題行動として気づかれることが多い）。

大人のうつ病と大きく異なる症状は、突然の変化がみられることとです。例えば、今まで喜び勇んで通っていた幼稚園へ、突然、行きたがらなくなり、親が理由を聞くと「今日は頭が痛い」と言い、翌日は元気に通園しながらも、園では仲間たちと別行動するようになるのです。子供は、無意識に自分の変調に気づいているのでしょうか。「医療機関へ行こう」と告げると、日頃は嫌がっていた子供でも、いともすんなり受診することが多いのです。さらに、今まで大好きであった食べ物を嫌うようになったり、いつも、必ず一緒に遊んでいた友達と会いたがらなくなったりします。

4歳の後半から9歳頃は、一般に「比較的安定期」と言われています。この期間には、学童期に入り、安定して通学するのが一般的ですが、この時期に「外に行きたくない」とか、「給食が食べられない」などの訴えが見られたら要注意でしょう。また、突然の偏食もうつ病の兆候であることもあります。いずれにしても、最も一般的なのが9歳以前の不登校（登校拒否）でしょう。

落ち着きのあった子供がイライラしたり、少し落ち込んでいるように見えたりすれば、うつ病と考えて間違いないでしょう。うつ病体験を言語化することが出来ませんので、頭痛や腹痛等の身体症状や不登校等の行動面での変化がみられたら、うつ病を疑うべきでしょう。

抗うつ薬での治療は、パロキセチン、フルオキセチンやセルトラリンなどのSSRIが推奨されていますが、思春期前の子供に限らず、全ての子供たちへの薬物投与を行う場合は、専門医の精神療法、心理カウンセラーの心理療法は必須であります。心理療法は、児童期では遊戯療法、箱庭療法、青年期では交互色彩分割療法、風景構成法と対人関係療法の有効性が認められています。家庭や学校などの日常生活における環境を整えることも、回復を促す上で有効と言われています。

子供の場合、治癒力が旺盛であるためか、周囲からの邪魔が入らない限り、数カ月で治療の終了となることが多いようです。この「周囲からの邪魔」というのが厄介であり、〝船頭多くして船山へ上る〟が当てはまるような状況が稀ならず見られます。もっとも邪魔になるのが、入れ替わり立ち替わり診療所を訪れる人たちです。もとより、「子供は成長の邪魔さえしなければ健康に育つ」ということを、忘れないで頂きたいのです。これは、子供のうつ病の要因にもつながるため、中心となる家族と治療者との深い信頼関係の中で話されることですから、ここで一般化して紹介するべきではないでしょう。未来を担う子供たちの、ちょっとしたツマズキと理解されたいと思います。

●参考文献
（1）American Psychiatric Association Diagnostic and statistical manual of mental disorders 4 th edition「Text Revision」２０００（高橋三郎、大野裕、染矢俊幸訳　ＤＳＭ―Ⅳ―ＴＲ　精神疾患の分類と診断の手引、医学書院、２００２）
（2）Ｈ・テレンバッハ（木村敏訳）メランコリー、みすず書房、１９７８年6月29日
（3）笠原　嘉編　躁うつ病の精神病理1、弘文堂、昭和51年1月25日
（4）宮本忠雄編　躁うつ病の精神病理2、弘文堂、昭和52年12月15日
（5）飯田　真編　躁うつ病の精神病理3、弘文堂、昭和54年11月30日
（6）加藤正明　社会と精神病理、弘文堂、昭和51年9月25日
（7）木村　敏　てんかんの人間学、東大出版会、１９８０

著者紹介

定塚 甫（じょうづか　はじめ）

1946年富山県高岡市にて出生。県立高岡高校、国立金沢大学医学部卒、名古屋市立大学精神医学教室にて精神病理学を学び、浜松三方原病院精神科医長、国立豊橋病院神経科医長・心療内科医員、県立保育大学講師、日本電電公社名古屋中央健康管理所神経科部長、心療センター矢作川病院副院長を経て、1994年より定塚メンタルクリニック院長。

公的資格：精神保健福祉法指定医、心身医学指導医、精神医学指導医。

専門は精神神経免疫病理学、児童精神医学、社会精神医学、産業精神医学。

著書に『サラリーマンのためのメンタルヘルス入門』（ＮＴＴ出版）、『日本の医者は癌と闘えるのか』『やぶ医者の見分け方』（郁朋社）、『人格障害』『性科学』『医者になる前に読む本』（三一書房）、『医は仁術か算術か』『凍てつく閉鎖病棟』（社会批評社）他多数。

"Psychoneuroimmunopathology" (Maruzen Nagoya) "Introduction to Psychoneuroimmunopathology and Clinical practice" "Psychoneuroimmunopathology and Daseinsanalysis" "How to fall in love" "From the Conceptionto the Adolescent" (Biblio-Book Israel) 論文：日・英文専門論文多数

うつの正しい治療 間違った治療

2009年７月５日　第１刷発行

定　価　（本体1600円＋税）
著　者　定塚　甫
装　幀　（株）クリエィティブ・コンセプト
発行人　小西　誠
発　行　株式会社　社会批評社
東京都中野区大和町1-12-10小西ビル
電話／03-3310-0681　FAX／03-3310-6561
郵便振替／00160-0-161276
http://www.alpha-net.ne.jp/users2/shakai/top/shakai.htm
shakai@mail3.alpha-net.ne.jp
印　刷　モリモト印刷株式会社